Ⅰ 基礎が身につく　骨採取・骨移植・骨造成のベーシック

1．骨造成の基本　ＧＢＲ法　……2
2．移植材料　……4

①右下顎遊離端欠損埋入手術　―インプラントを2本埋入，同一術野から自家骨を採取しインプラント周囲骨欠損へ移植，吸収性メンブレンを使用し，ＧＢＲを行った症例　……6

②下顎臼歯 6̄ 一歯欠損埋入手術　―インプラント周囲に生じた骨欠損にゴアテックス®メンブレンを用いてＧＢＲを行った症例　……6

③上顎前歯 1|1 欠損埋入手術　―インプラントを2本埋入．唇側に骨欠損があり，審美的な歯肉形態を獲得するため，同時に人工材料の移植と吸収性メンブレンを併用してＧＢＲを行った症例　……7

Ⅱ 中・上級者を目指す　上顎洞底挙上術　～ソケットリフト法・開窓法～　……8

1．上顎洞底挙上術とは　……8
2．ソケットリフト法　……8

④上顎臼歯 6̄ 一歯欠損埋入手術　―インプラント周囲の骨欠損が予測され，同時にソケットリフトを行った症例　……10

⑤上顎 765| 遊離端欠損埋入手術　―骨欠損に対するＧＢＲとオステオトームを用いないソケットリフトを行った症例　……10

⑥上顎 |34567 遊離端欠損埋入手術　―オステオトームを用いないソケットリフトを行った症例（上顎洞の上方から撮影した内視鏡画像）　……11

3．開窓法　……12

⑦右上顎洞底挙上術1　―スクレイパーで開洞と自家骨採取を行い，開窓にはラウンドバーを併用した症例　……14

⑧右上顎洞底挙上術2　―ピエゾサージェリー®で開洞を行った症例　……15

⑨ 65| 欠損上顎洞底挙上術　―スクレイパーによる自家骨採取とラウンドバーによる開洞を行い，インプラントを同時埋入した症例（内視鏡による近接画像）　……15

Ⅲ "トレンドから学ぶ！"　エキスパートのための　アドバンステクニック　……16

1．スプリットリッジテクニック　……16

⑩上顎全部欠損埋入手術　―上顎前歯の審美領域のインプラント埋入時に，歯槽頂の幅が3mm以下で，スプリットリッジテクニックを併用した症例　……17

⑪右下顎遊離端欠損埋入手術　―スプリットリッジテクニックの歯槽頂の骨切りに，ピエゾサージェリー®を用いた症例　……18

2．ベニアグラフト　……19

⑫上顎前歯 1|1 骨欠損ブロック骨移植　―右下顎歯部からブロック骨を採取し，上顎前歯部の骨欠損部にベニアグラフトを行った症例　……21

3．即時埋入・即時荷重　……22

⑬上顎前歯 2| 抜歯即時埋入・即時荷重　―インプラント周囲に健康な角化歯肉が存在し，抜去歯の上方に健全な骨が3～4mm存在したため，抜歯即時埋入を行った症例　……23

4．フラップレスサージェリー　……25

⑭上顎全部欠損フラップレス埋入手術　―インプラントを8本埋入し，臼歯部にはソケットリフトも併用して即時荷重を行った症例　……27

I 基礎が身につく
骨採取・骨移植・骨造成のベーシック

インプラントは骨に埋入する．埋入したインプラントは骨と結合する．骨と結合したインプラントは，十分な量の良好な質の骨に支持されて長期間機能する．インプラントの適応症を拡大し予知性を高め，さらに審美的インプラント修復を可能にするためにも，インプラント周囲の骨欠損を解決する手段がどうしても必要になる．本章で取り上げるメンブレン（遮蔽膜）を使った「骨誘導再生法（GBR法）」は，これらのインプラント周囲骨欠損を修復する基本的手技である．GBR法の成功は，吸収性メンブレンと非吸収性メンブレンの特性を知り，適応症を選択することと，創の哆開と感染を回避する原則を遵守し，メンブレンの下にスペーサーとして移植する自家骨を自在に採取できるかどうかに左右される．

1 骨造成の基本　GBR法

インプラントは骨に支持され機能するため，インプラント周囲に骨量の不足があると，インプラントの埋入が不可能となる．そのような症例では，インプラント埋入時か埋入に先立って骨を造成させる必要がある．骨造成の方法にはいくつかあるが，もっとも一般的な方法がGBR法（guided bone regeneration；骨誘導再生法）である．歯・歯槽骨周囲組織の細胞の修復速度には差があり，口腔粘膜上皮の分裂増殖がもっとも早く，次いで歯肉結合織，歯根膜組織が増殖し，骨組織はもっともゆっくりと形成されるが，GBR法ではメンブレン（遮蔽膜）と骨組織のみで囲まれたスペースを作ることで，他の組織・細胞の侵入を防止し，そのスペースを骨組織で再生させる．

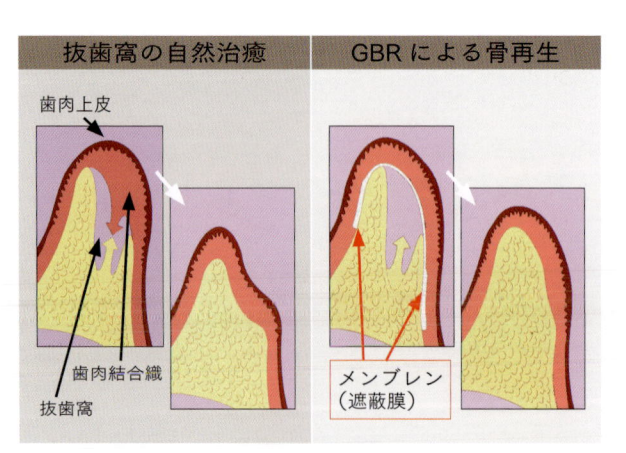

図1　GBRによる骨再生．抜歯窩はメンブレンを設置せずに自然治癒に任せると，上皮と歯肉結合織の増殖速度が骨組織の修復速度に勝り，歯槽突起は吸収されて低くなり，陥凹してしまう．抜歯窩上に，歯肉結合織と骨膜との下にメンブレンを置いて，かつメンブレンが露出しないように歯肉粘膜を緊密に縫合閉鎖すると，歯肉結合織の下方への増殖は遮断され，抜歯窩は骨組織で満たされて治癒する．

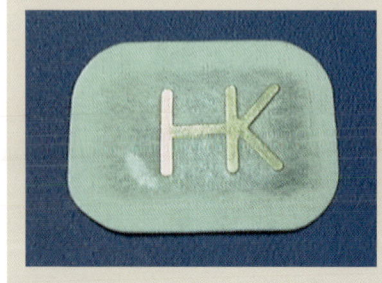

図2　非吸収性メンブレン．代表的なものは，e‐PTFE（expanded-polytetrafluoroethylene；圧延加工したテフロン）である．ゴアテックス®社製で，Gore Tex Augmentation Material（GTAM）とよばれる．非吸収性メンブレンを使用するときは，骨表面と遮蔽膜との間のスペースを自家骨や人工材料で満たす必要がある（スペース確保）．スペース確保をメンブレン自身で行えるようにチタンの薄膜を埋め込み強度を高めたもの（チタン強化膜）もあり，こちらのほうが使用しやすい．

非吸収性	・比較的大きな骨欠損 ・糖尿病などの合併症のない患者 ・非喫煙者 ・歯肉の厚い部位（3mm以上）
吸収性	・中等度より小さな骨欠損 ・歯肉の薄い部位

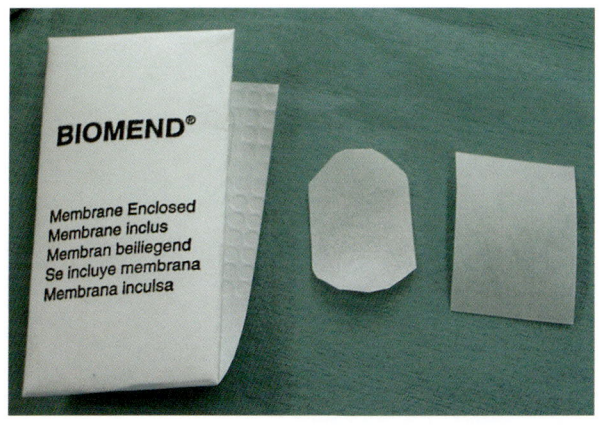

図3 吸収性メンブレン．動物性のコラーゲン製材が多く，バイオメンド®，コーケンティシュガイド，ジーシーメンブレンなどが国内では入手できる．非吸収性膜よりも露出の可能性は低いが，得られる骨組織の量は非吸収性膜が成功した場合よりも少ない．また，軟性でチタン強化膜のようなスペース確保の機能はないので，必ず移植材を併用する．

図4 非吸収性メンブレンと吸収性メンブレンの使い分け．前者は被覆粘膜の壊死や創の哆開によって露出し，感染を惹起する場合が後者に比べて多く，喫煙者や糖尿病などの全身的合併症を有する患者に適応する場合には注意が必要である．後者は必ずスペーサーを用いる必要があるが，失敗が少なく，あまり手術経験のない術者でも比較的良好な結果を期待できる．

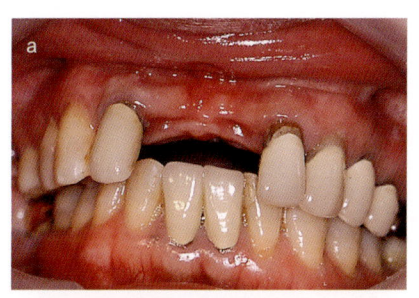

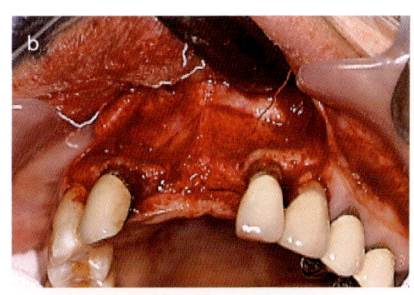

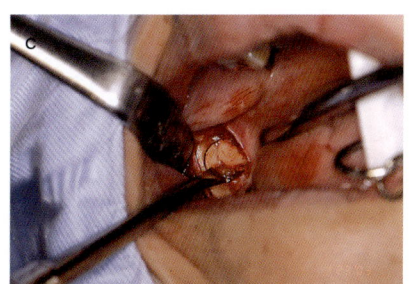

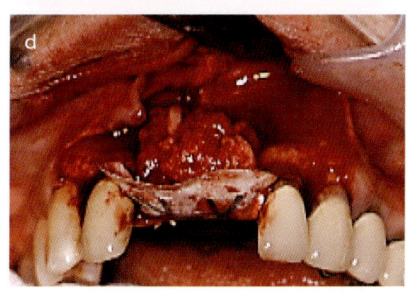

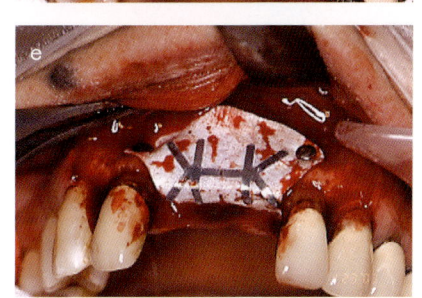

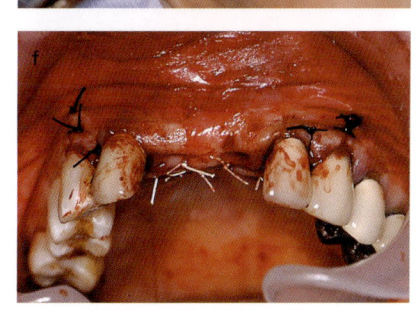

図5a-f 非吸収性メンブレンによるＧＢＲ法．抜歯後2か月の症例(a)．骨欠損の部位から一歯以上離れた部位にフラップが台形となるような縦切開を加える(b)．皮質骨を穿孔して骨髄からの出血を促し，スペーサーとして口腔内から自家骨を採取するか(c)，代用として人工材料をメンブレンの下に移植する(d)．非吸収性メンブレンは，鋭端がないようハサミでトリミングして骨欠損を広く覆う大きさに調整し，セルフタップのミニスクリューやメンブレンタックで端を数箇所固定する(e)．歯周病原因菌による感染を防ぐため，隣在歯根に接触させないように1mm離す．この調整はメンブレンを設置固定後，＃11のメスでトリミングしても可能である．骨膜減張切開を行って緊張のないフラップとし，縫合は緊密に行う(f)．

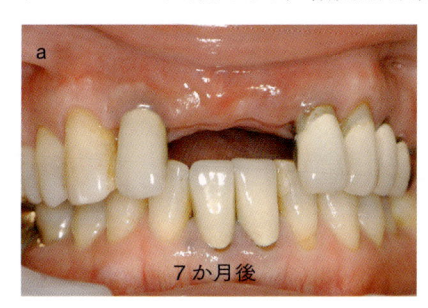

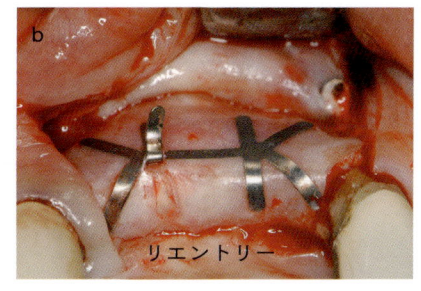

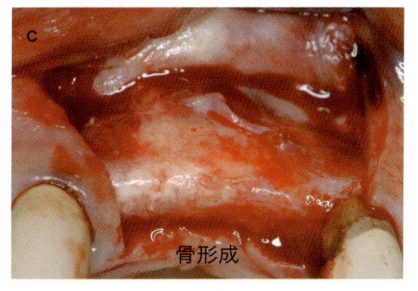

図6a-c リエントリー（非吸収性メンブレンの除去）．リエントリーは6か月後に行うこともできるが，骨の成熟を期待するために1か月程度延長することも必要である．メンブレンの除去は，メンブレンをメスを用いて歯槽頂で頬舌部分に切断すると簡単に行える．この状態でインプラントの埋入を行うことは可能だが，骨組織はまだ未成熟なので，上顎前歯部ではインプラントの唇側に2〜3mmの骨幅が残るように口蓋側寄りに埋入することが審美的インプラント修復のために必要である．

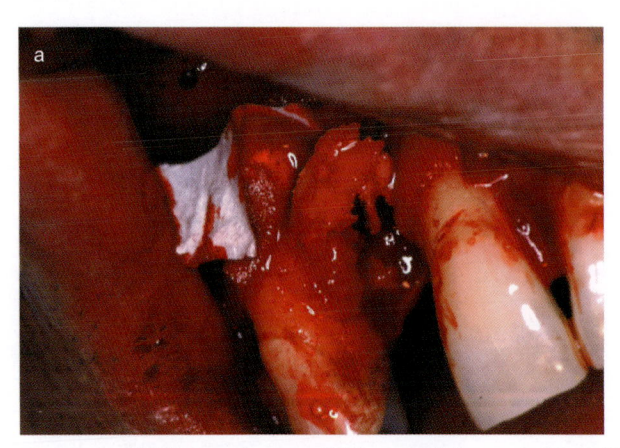

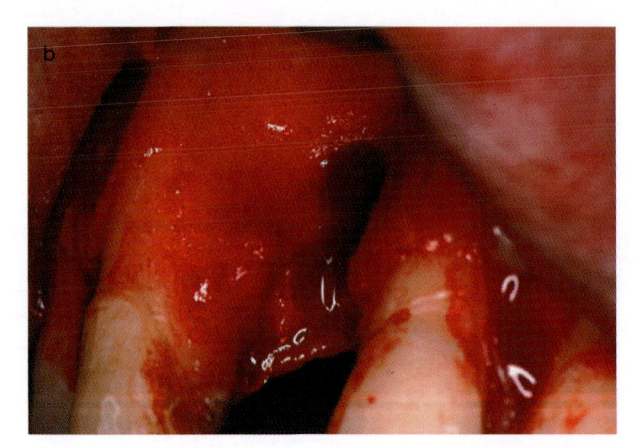

図7a, b　吸収性メンブレンの使用．この場合は，必ず自家骨や人工材料をスペーサーとしてメンブレンの下に移植する(a)．非吸収性メンブレンと違って骨造成量は10～20％程度減少するので，その分，オーバーコレクションしておく必要がある．メンブレンは隣在歯の歯根に接触していても構わない(b)．また，スクリューもタックで固定する必要がない．減張切開を行い，緊密に創を閉鎖することは非吸収性メンブレンの場合と同じである．

2 移植材料

移植材料には，自家骨，他家骨（屍体から採取した骨を脱灰凍結乾燥させた材料．本邦未認可），異種骨（他の動物の骨を化学的処理や高温焼成により拒否反応が起こる有機質を除去した材料．本邦未認可），人工材料（骨補填剤）がある．骨形成の効率を考えると，骨新生能力を有する自家骨移植が最良である．患者への侵襲が過度にならない範囲でできるだけ採取し，不足する分は人工材料で補う．自家骨量は全移植量の1/2程度以上が望ましい．自家骨採取の可能な部位は，口腔内ではオトガイ部，臼後部，下顎枝部外側，上顎結節などである．インプラント埋入部が下顎臼歯部の遊離端欠損ならば，切開線を遠心に延長して同一術野から採取できる．また，少量ならばインプラント埋入部周囲から骨ノミとハンマーで簡単に採取できるし，スクレイパーを用いれば，1～1.5cc程度の骨をより簡便に採取できる．

表1　骨移植材料の生物学的特性．

	骨伝導	骨誘導	骨新生
Alloplast（人工材料）	○	×	×
Xenograft（異種骨）	○	×	×
Allograft（他家骨）	○	○/×	×
Autograft（自家骨）	○	○	○

○：ある　×：ない　○/×：ある（ないとする意見もある）

骨新生：自家骨が代表的な材料．骨形成細胞により他の組織内でも骨を形成する．
骨誘導：骨生成を刺激する過程で細胞の分化や骨生成を刺激するタンパク質を放出する．骨誘導物質［BMP，濃縮血漿（PRGF）など］は自家骨吸収時に放出される．
骨伝導：骨新生の足場となり，骨形成をガイドする．ホストの骨形成細胞から骨形成が起こるとき，その土台となり刺激する．自家骨，PRGF，吸収性HA（ハイドロキシアパタイト），TCP（リン酸三カルシウム）などがある．

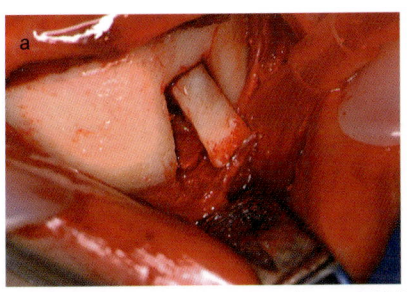

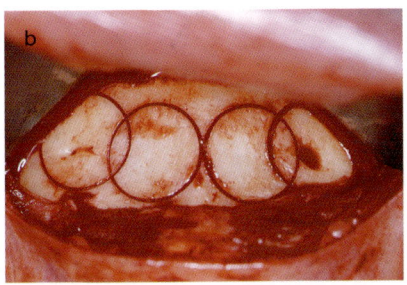

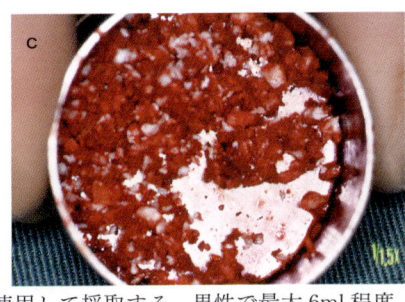

図8a-c　オトガイ部からのブロック骨採取．トレフィンバーやマイクロソーなどを使用して採取する．男性で最大6ml程度，女性で最大4ml程度採取できる．必要に応じてボーンミルで粉砕して用いる．しかし，オトガイ部の違和感や，下顎前歯の打診痛，歯髄壊死などの合併症が生じやすいことから初心者は行うべきではない．

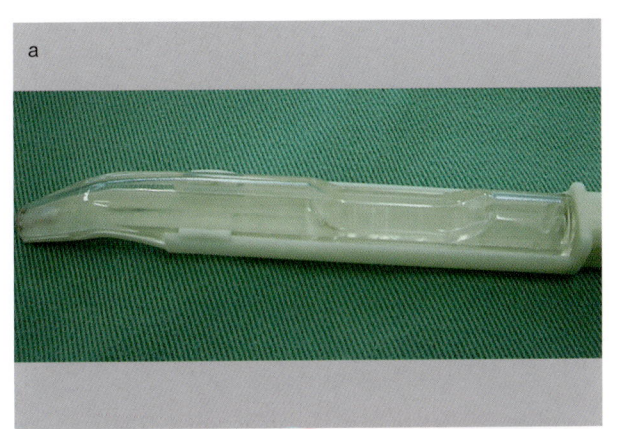

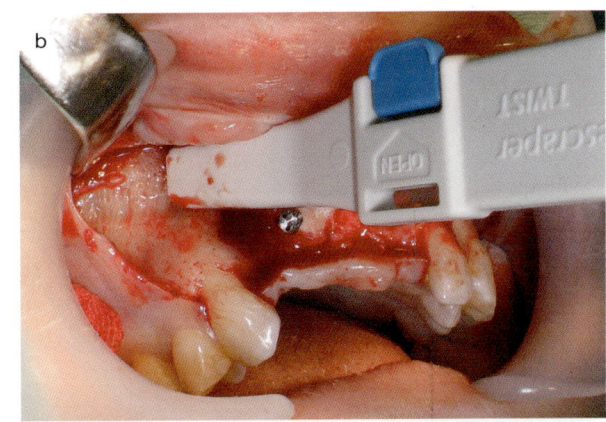

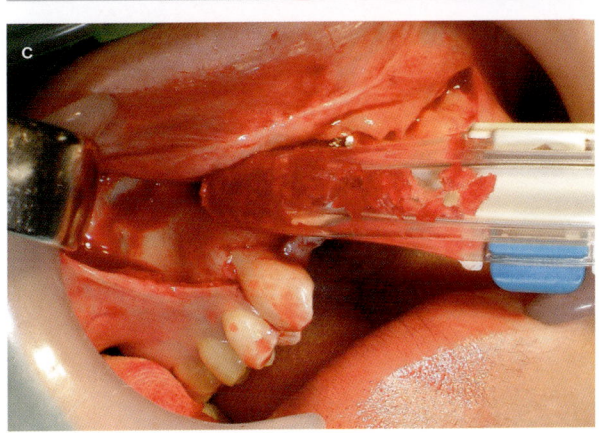

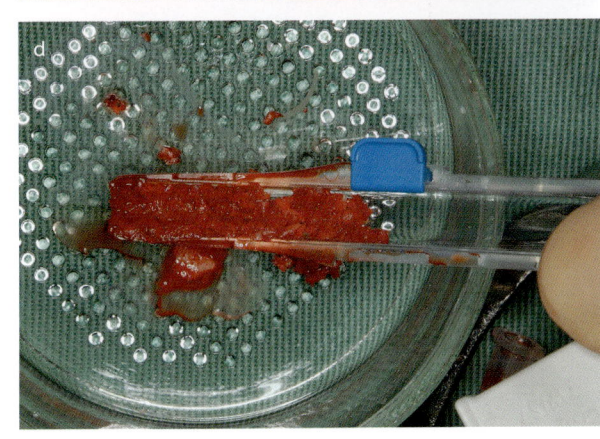

図9a-d　スクレイパー(a)による自家骨採取．採取した骨はプラスチック製のチャンバー内に集積する(b-d)．採取された骨は細片化され，血液で湿潤されており，粘着性があるので操作性がよい．

図10　人工材料の使用．現在，β-TCP製剤が骨補填剤として注目されている．β-TCPは医科領域で安全性が認められている材料でまだ歯科適用はないが，患者へのインフォームドコンセントが得られれば使用する価値が高い．カルシウムとリンからなる材料で骨伝導を促進し，骨細胞を刺激するので良好な骨形成がみられる．また，吸収性材料であり生体内に残りにくい．ただし，使用にあたっては自家骨を混入するか骨壁に囲まれた部分に少量使用する．単独で大量に使用すると骨に置換されないか，置換されるまでに長期間を要する．牛骨を焼成して作成された吸収性のHAであるBio-Oss®が欧米では市販され，骨再生に利用されてすぐれた成績が報告されているが，日本国内での使用には注意を要する．

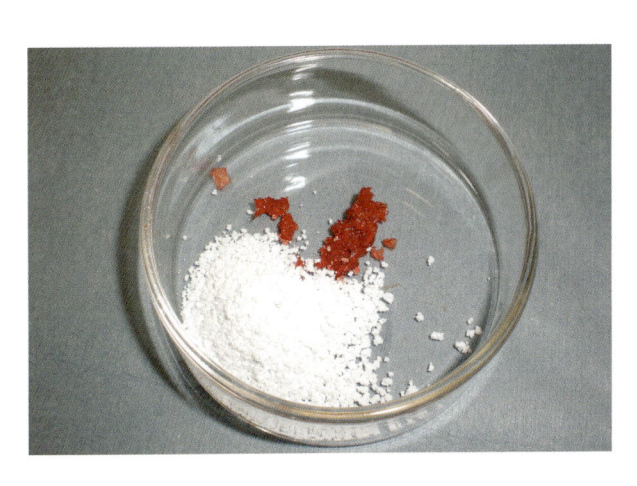

Ⅰ　基礎が身につく　骨採取・骨移植・骨造成のベーシック

症例① 右下顎遊離端欠損埋入手術

インプラントを2本埋入．同一術野から自家骨を採取しインプラント周囲骨欠損へ移植，吸収性メンブレンを使用し，GBRを行った．

ここがポイント
- 歯槽頂の粘膜切開を角化歯肉内に設定することが剥離や縫合時に粘膜の断裂を防ぐために重要．
- 骨膜切開を完全に行って，骨膜の断裂を起こさない．
- 縦切開を行った場合，粘膜骨膜弁の挙上は縦切開部から行う．
- 舌側の粘膜骨膜弁も数mmの幅で剥離しておく．
- オトガイ神経の損傷に注意する．

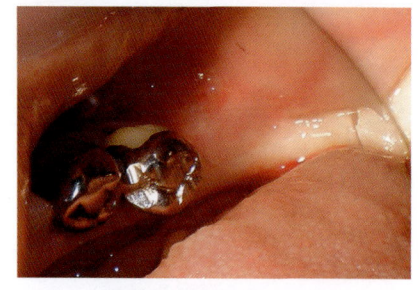

図①a 術前の口腔内．
図①b 歯槽頂切開は角化歯肉内に行う． 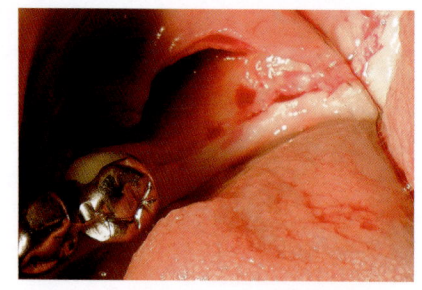
図①c インプラント埋入． 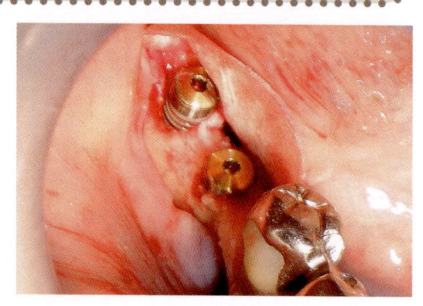
図①d 同一術野から自家骨を採取． 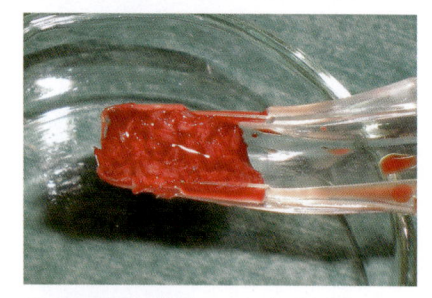
図①e 骨欠損部位に自家骨を移植． 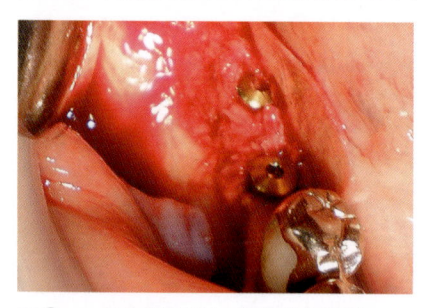
図①f 吸収性メンブレンで覆い，縫合． 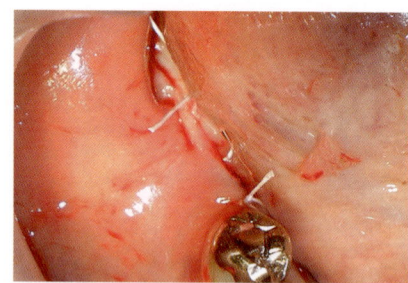

症例② 下顎臼歯 6┐ 一歯欠損埋入手術

インプラント周囲に生じた骨欠損にゴアテックス®メンブレンを用いてGBRを行った．

ここがポイント
- ゴアテックス®メンブレンを使用する場合，創の哆開によるメンブレン露出の危険があるため，血流のよい台形のフラップを作成する必要がある．
- 歯槽頂切開は角化歯肉内に設定するが，骨造成後，歯槽骨のボリュームが増えると切開線が舌側に移動して，縫合が困難になるので，歯槽頂よりもやや頬側寄りに設定する．
- 下顎臼歯部は皮質骨が厚く硬いため，メンブレンタックが折れてしまう場合があるので，セルフタップのミニスクリューも準備する．

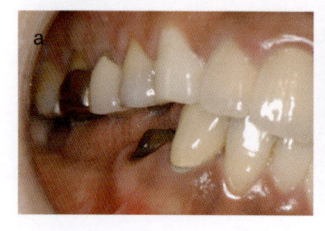

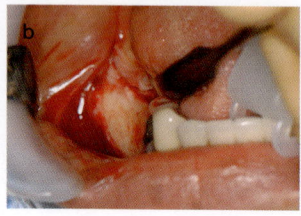

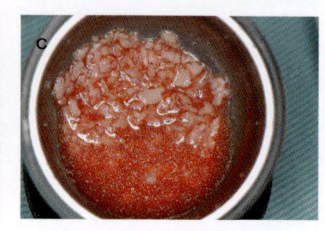

図②a 術前の口腔内．
図②b 切開・剥離後の所見．
図②c 同一術野から採取した自家骨に人工材料を混入し，移植材を作製．

※図① a-f および図② a-f は DVD 画像の症例①および症例②と似たようなケースの参考別症例です．

図②d　メンブレンを一箇所固定し，その下に移植材を填入．

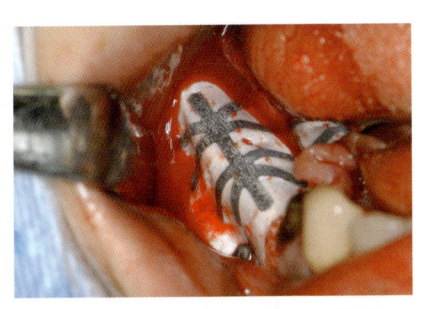

図②e　填入後，メンブレンを被覆し，頬側をタックで二箇所固定．

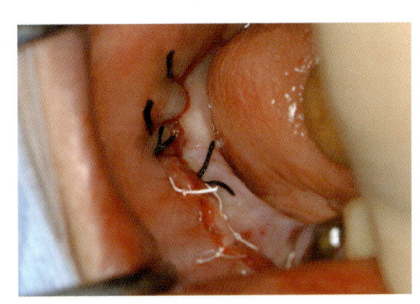

図②f　創の縫合閉鎖は近心の隅角部から行い，緊密に閉鎖する．

| 症例③ | 上顎前歯 1｜1 欠損埋入手術 | インプラントを2本埋入．唇側に骨欠損があり，審美的な歯肉形態を獲得するため，同時に人工材料の移植と吸収性メンブレンを併用してGBRを行った． |

ここがポイント

- 歯肉の薄い症例では，唇側に縦切開を設定すると歯肉の瘢痕が生じやすいため，縦切開を行わないH型切開のほうが適している．
- 粘膜骨膜弁の剥離は歯槽頂部から行う．
- 歯槽頂部には骨膜がなく抜歯窩の瘢痕組織と癒着しているため，粘膜骨膜弁の剥離が困難．癒着部は，メスも併用して鋭的に切離しながら剥離する．
- 隣在歯の唇側粘膜は，埋入やGBRの操作中に縦に断裂しやすいので注意する．
- 唇側の粘膜骨膜弁を鼻腔底方向にトンネル状に剥離し，骨膜減張切開とGBRを行う．

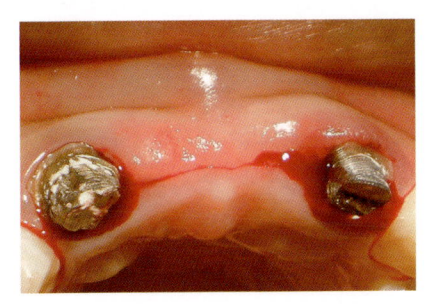

図③a　審美的修復のためには縦切開を行わないH型切開で歯槽頂切開を行う．

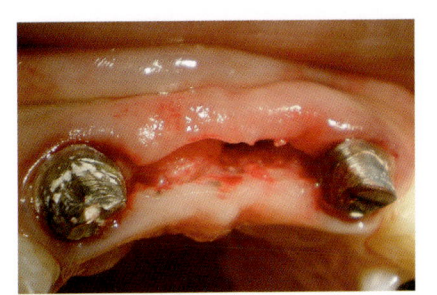

図③b　粘膜骨膜弁の剥離は，歯槽頂切開部から行う．

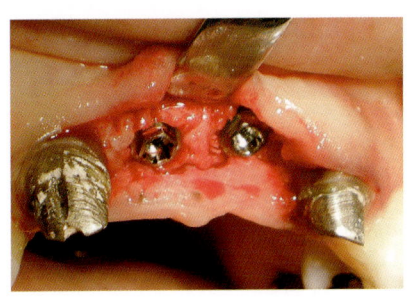

図③c　埋入の深さを歯肉縁から4mmに設定し，インプラントを埋入．

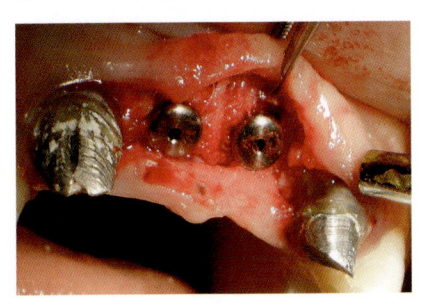

図③d　カバースクリューを装着後，唇側の骨膜をトンネル状に剥離し，吸収性メンブレンを挿入するスペースを作製．

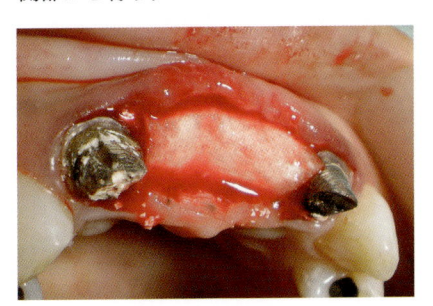

図③e　裂開状骨欠損部に人工材料を充填した後，吸収性メンブレンを口蓋粘膜下に挿入．

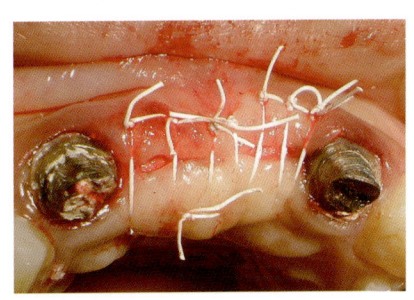

図③f　縫合はマットレス縫合を併用し，フラップの中央，次いで両歯間乳頭部の順で行う．

II 中・上級者を目指す
上顎洞底挙上術 〜ソケットリフト法・開窓法〜

本章で取り上げる「上顎洞底挙上術」には，歯槽頂部からアプローチするいわゆる「ソケットリフト法」と上顎洞顔面壁の骨を開洞して行う「開窓法」とがある．上顎臼歯部欠損症例では，上顎洞底挙上術を行わざるをえない症例も多く，適応症の拡大のために，ぜひともマスターしたい手技である．術前のCTによる骨高径の計測と上顎洞病変の有無の確認が必須であり，それに基づいて適応症を的確に診断して，安全で確実な処置を実施することが重要である．また，本章内では，鼻用の内視鏡カメラを用いた画像で上顎洞底挙上術の手術を紹介している．とくに盲目的に実施せざるをえないソケットリフト法の粘膜挙上の状況を，上顎洞上方からの俯瞰的画像で提示することで，失敗しにくいソケットリフトの術式を学ぶことができる．

1 上顎洞底挙上術とは

上顎臼歯部の骨欠損症例では，上顎洞が大きく上顎洞底が低く下がっている症例が多い．そこで，インプラント埋入に必要な骨高径を確保するために行うテクニックが「上顎洞底挙上術（サイナスリフト）」で，上顎洞顔面壁を骨開窓して洞底粘膜を挙上し，その下のスペースに骨を移植する「開窓法」と，歯槽頂側からオステオトームを使用して洞底粘膜を挙上する「ソケットリフト法」がある．洞底の骨が5mm以上ならソケットリフト法の，5mm未満なら開窓法の適応である．

2 ソケットリフト法

ソケットリフト法の成功の秘訣は，術前のエックス線診断で洞底部の骨の高径を計測して，適応症かどうかを確実に判断しておくことである．また，CTで脈管・神経・骨および上顎洞疾患の有無を確認することも重要である．

使用するオステオトームは，先端がコンケーブでバイアングルの形状のものがインプラント窩を歯槽骨に対して垂直に形成できるので好ましい．埋入するインプラントの太さに応じて，いろいろな太さのものを用意する．

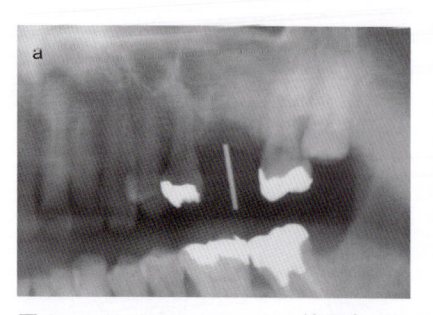

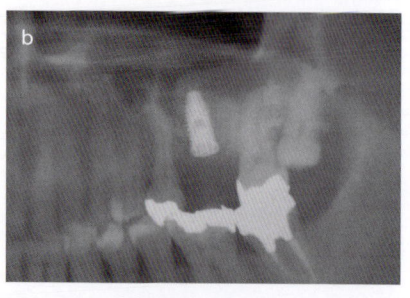

図1a，b　パノラマエックス線写真による診断．術前に洞底部の骨の高径が5mm以上ある適応症を見極めることがソケットリフトの成功の秘訣．a：術前．b：術後．

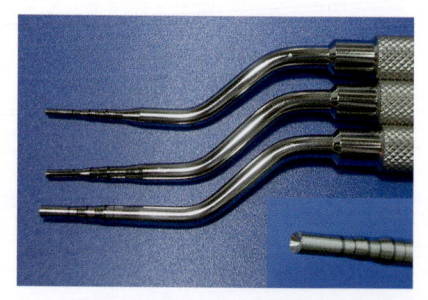

図2　オステオトーム．術前にオステオトームに印されている深さを示す線が先端から何mmであるかを確実に把握しておく．また，テーパーのついているものを使用すると弱い歯槽骨を側方に圧縮する効果も期待できる．

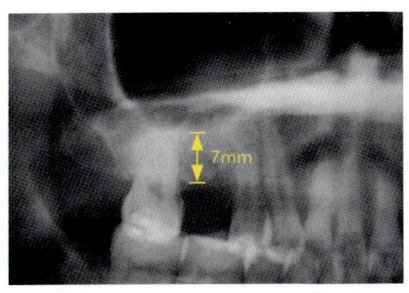

図3 洞底骨の高さが7mmある症例.

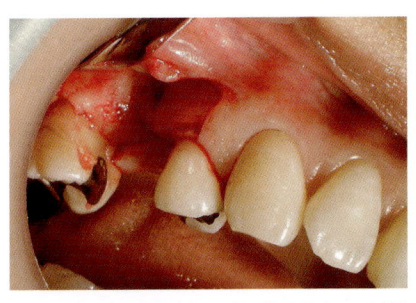

図4 粘膜切開の後,粘膜骨膜弁を剥離挙上する.歯槽骨に骨欠損がなければ縦切開は必要ない.

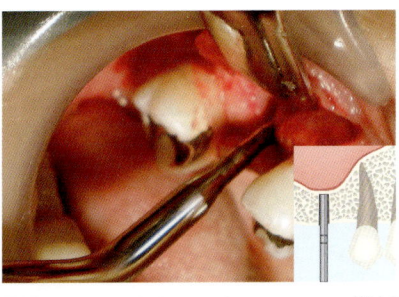

図5 オステオトームをハンマーで槌打しインプラント窩を形成する.骨が硬い場合は,直径2mmのツイストドリルのみ最初に使用することもある.挿入する深さは7mmマイナス1mm以内にとどめる.

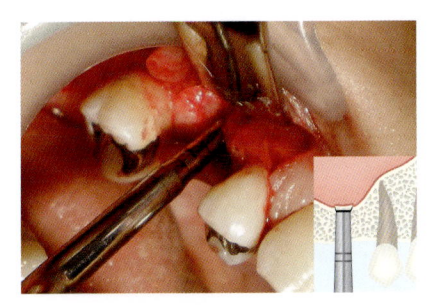

図6 オステオトームを細いものから次第に太いものに換え,最終オステオトームで洞底部に残した1mmの骨を洞内方向に若木骨折させる.

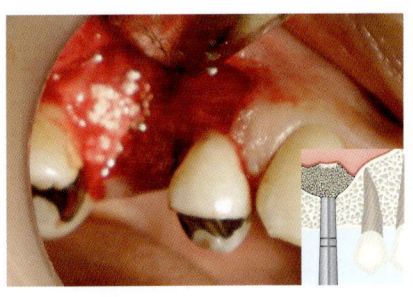

図7 移植材をインプラント窩に填入し,最終オステオトームで上顎洞底粘膜を挙上する.最終オステオトームの太さは,インプラントの直径よりも1mm程度細いものとする.

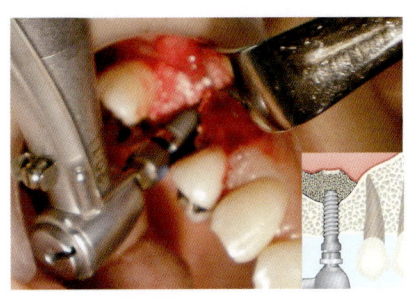

図8 インプラント埋入.形状はテーパー型とし,低速で埋入する.

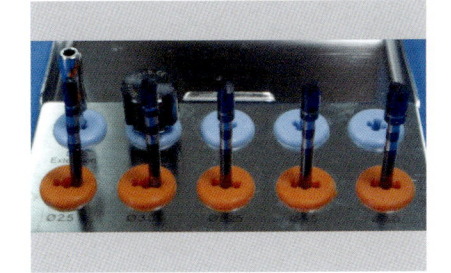

図10 リフティングドリル.これを用いたソケットリフト法は,洞粘膜穿孔の要因となるオステオトームを使用しない安全な方法である(DVD症例⑤,⑥参照).

1. CT measurement of sinus floor bone height=SFBH
2. And dose of graft material
3. Twist drill φ 2mm under 1mm than SFBH (high speed)
4. Lifting drill φ 2.5mm over 1mm than SFBH (low speed)
5. Lifting drill φ 3mm over 1mm than SFBH (low speed)
6. Pack the hole with bone material (amount is 1.5x1.5x π xh(5)=0.35ml), then push it with final lifting drill
7. Continue the procedure 5 until the amount reached to planed dose
8. Implant placement
9. Closure

図11 ストッパー付きドリルとリフティングドリルによるシステマティックなソケットリフトの手順.

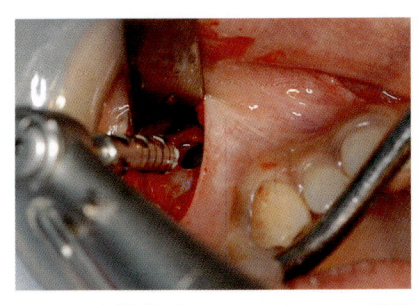

図12 内視鏡下ソケットリフト.歯槽部切開とは別に上顎洞前壁にトレフィンバーで小開窓を行って内視鏡を挿入し,ソケットリフト時の洞底骨の若木骨折や移植材による洞底粘膜の剥離挙上を観察できる.

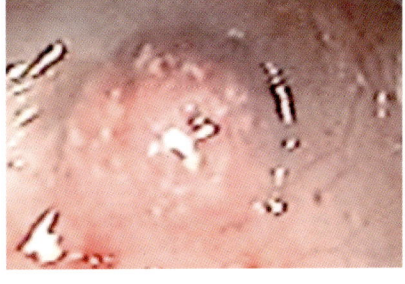

図13 内視鏡画像によるソケットリフト時の洞底粘膜のドーム状の膨み.

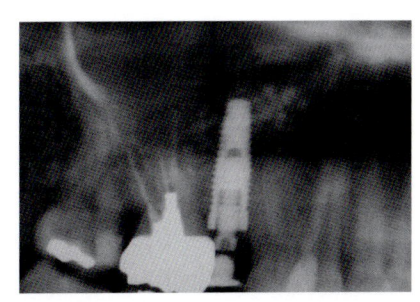

図14 内視鏡下のソケットリフトにより,洞粘膜の穿孔を防止しながら7〜8mmまでの洞底粘膜の挙上ができる.

症例④　上顎臼歯 6| 一歯欠損埋入手術

インプラント周囲の骨欠損が予測され，同時にソケットリフトを行った．

ここがポイント
- ソケットリフトを適用するためには，洞底骨の高さが 5mm 以上必要．
- インプラント体周囲の三面以上が露出するような中等度より大きな骨欠損が予測される場合，隣在歯近心側に縦切開を設定するリモートフラップを作成し，縫合閉鎖のしやすい粘膜骨膜弁を作成する必要がある．
- オステオトームの先端の洞内への突出による洞粘膜の損傷を避けることが重要．

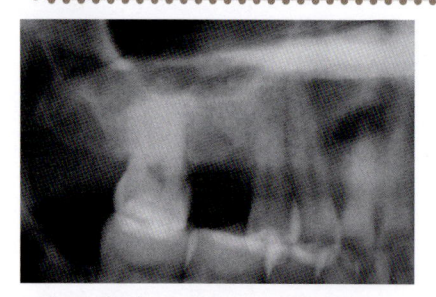

図④a　術前．洞底骨の高さは7mm．
図④b　切開・剥離後の所見． 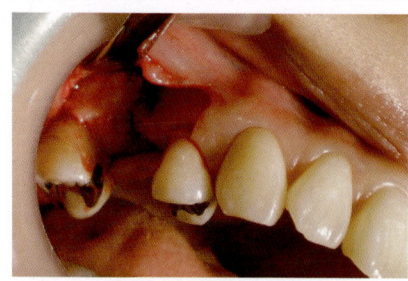
図④c　オステオトームによる若木骨折． 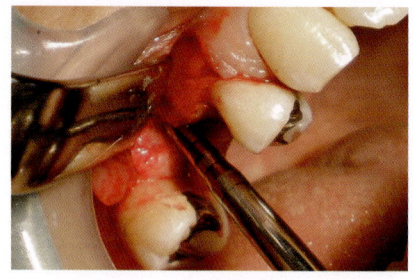
図④d　人工材料を充填し，洞粘膜を挙上後，インプラントを埋入． 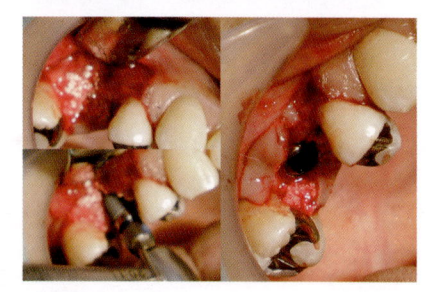
図④e　プロビジョナルレストレーションの装着． 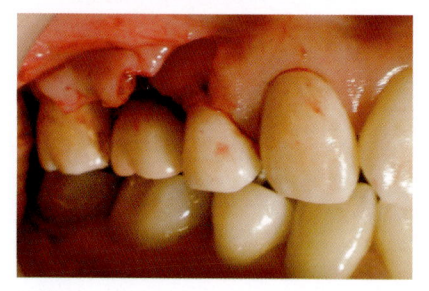
図④f　骨欠損部に人工材料を補填し，創を閉鎖． 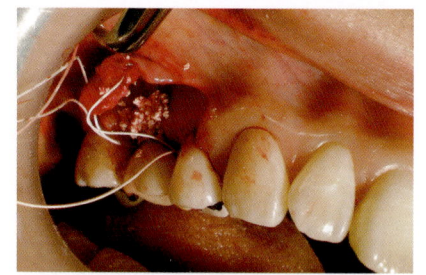

症例⑤　上顎 765| 遊離端欠損埋入手術

骨欠損に対するＧＢＲとオステオトームを用いないソケットリフトを行った．

ここがポイント
- 2歯以上の多数歯欠損もソケットリフトで膜を挙上することが可能．
- インプラント窩は，初期固定を得るために大きくなりすぎないようにすることも重要だが，骨が硬い場合は，インプラント埋入時に歯槽骨骨折の危険をともなうので，ドリルを用いた形成を追加することもある．
- インプラント窩内に骨補填剤を填入しリフティングドリルを用いて洞粘膜を挙上する場合，填入する人工材料の量は1ccを超えないことが重要．填入しすぎると洞粘膜が破れてしまう．

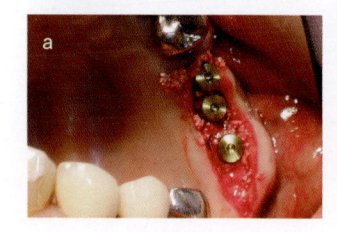

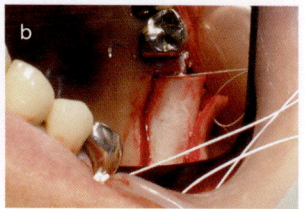

図⑤a　インプラント埋入後，カバースクリューを装着した状態．歯槽骨よりも露出したインプラント体は移植材を用いて被覆し，同時に頬側にも移植材を填入．
図⑤b　吸収性メンブレンによるＧＢＲ．縫合は粘膜骨膜弁の『角』の部分からまず開始する．

※図⑤a-e では，とくに骨造成後の縫合についてピックアップして解説しています．

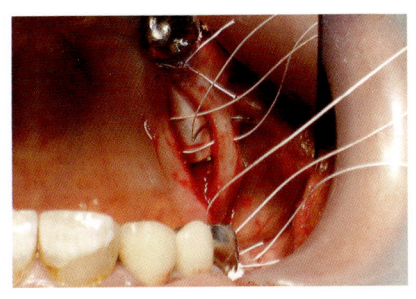

図⑤c 歯槽頂切開には2〜3箇所水平マットレス縫合を併用．閉鎖前に数か所糸を掛けて均等に締めていくとメンブレンの溢出をコントロールしやすい．

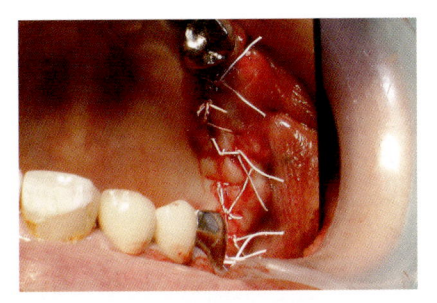

図⑤d 縫合閉鎖の完了．厚い粘膜骨膜弁を有する場合は閉創が容易である．

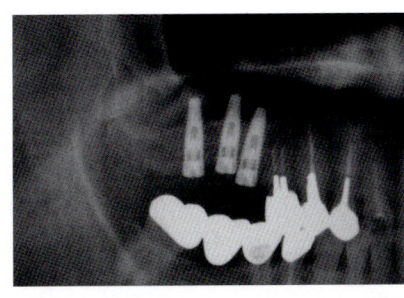

図⑤e 洞底の挙上が確認できる術後エックス線写真．固有上顎洞に炎症所見はない．

症例⑥　上顎 34567 遊離端欠損埋入手術

オステオトームを用いないソケットリフトを行った（上顎洞の上方から撮影した内視鏡画像）．

ここがポイント
- 洞粘膜穿孔の要因となるドリルやオステオトームを使用しない安全な方法．
- ストッパー付きのドリルと低速回転で使用するリフティングドリルを，術前に計測した洞底骨の高さに応じて，計画的に使用する．
- 上顎洞の上方から洞底部を観察できる内視鏡カメラを用いて撮影．
- 比較のため，オステオトームを使用した方法も提示．

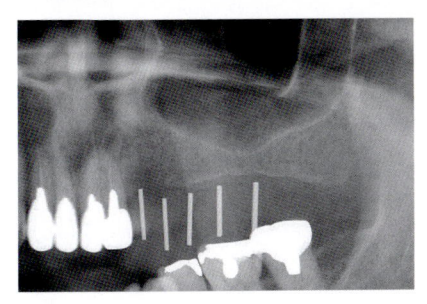

図⑥a 術前エックス線写真．洞底骨の高径は大臼歯部で5mm．歯槽骨の幅が前歯部で少なく，実際は4本埋入とした．

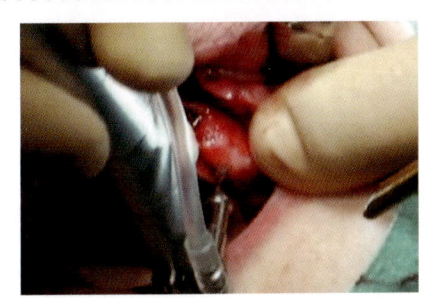

図⑥b ストッパー付きドリルは洞底骨高径マイナス1mmに設定する．注水下高速回転で使用．

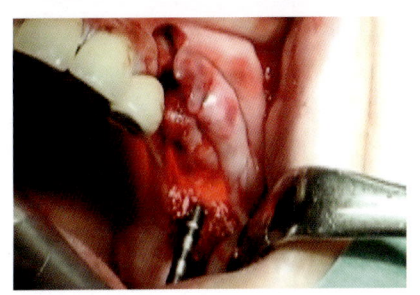

図⑥c リフティングドリルは洞底骨高径プラス1mmに設定する．低速回転で使用．注水はしない．

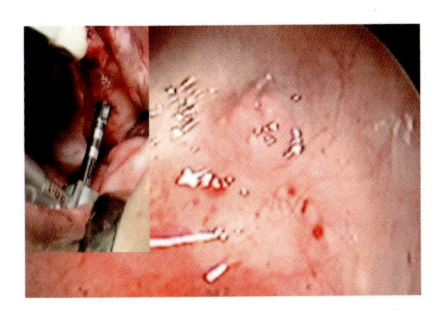

図⑥d 直径2.5mmのリフティングドリルで洞底骨を切削挙上したときの洞底粘膜の内視鏡画像所見．洞底粘膜がわずかにかつ安全に挙上されている．

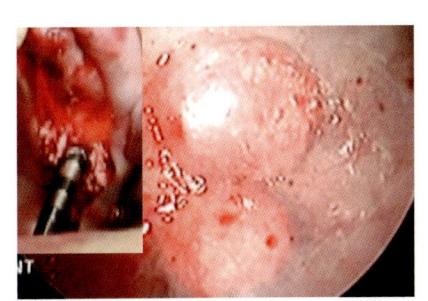

図⑥e 最後に使用するリフティングドリルの直径は埋入するインプラント体の直径に比べ，1mm程度細いものに止める．洞底粘膜が移植材により間接的にドーム状に挙上されている．

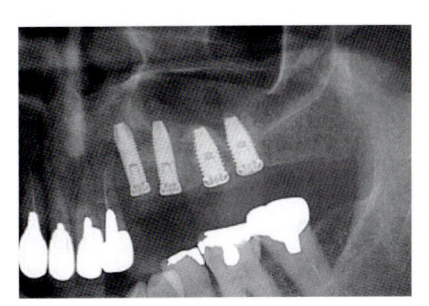

図⑥f 術後のエックス線写真で挙上された状態が確認できる．

3 開窓法

　開窓法は洞底骨の高径が5mm未満の場合が適応である．失敗を避けるためには，術前のパノラマエックス線写真やCT写真による診断と，SimPlantのようなシミュレーションソフトを用いて挙上に必要な移植材の量をあらかじめ計測しておくことが重要である．移植材の不足は，洞底挙上の失敗につながるため，十分に用意する必要がある．

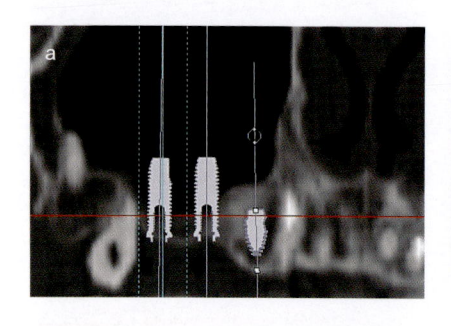

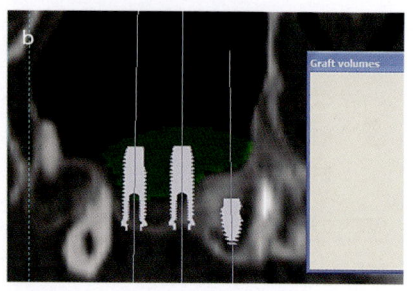

図15a，b　必要な移植材の量のシミュレーション．13mmのインプラントを2本埋入して，上方が2mm厚の骨で被覆されるのに必要な移植材の容量を算出したところ，本症例では1.6mlであった．

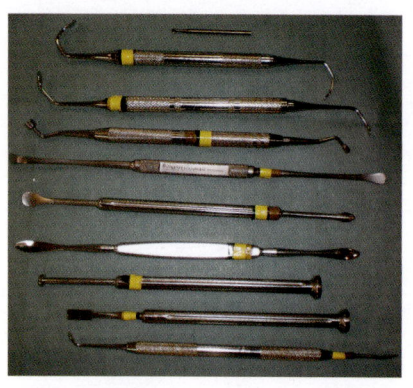

図16　サイナスエレベーター．専用の器具を使用しないと洞粘膜の損傷を招きやすくなる．

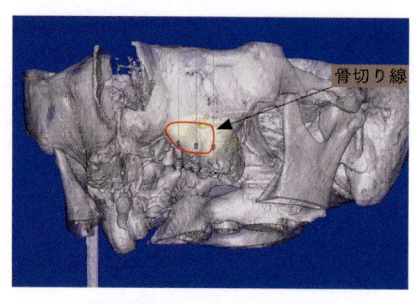

図17　骨開窓の大きさと位置はパノラマエックス線写真やCT写真を参考にして，上顎洞の形態を骨面表面にスーパーインポーズするイメージで決定する．開窓の大きさは前後径1.5cm，上下高1cm程度とする．これより大きく開窓したほうが洞粘膜の剥離はしやすくなる．

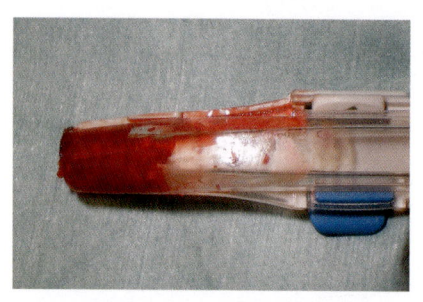

図18　開窓予定の上顎洞顔面壁から頬骨下稜付近の骨面を後方から前方に向けてカンナで削るようにスクレイパーを操作する．骨が薄い症例ではすぐに上顎洞粘膜が露出するが，骨が厚い症例では何度も操作を繰り返す必要がある．

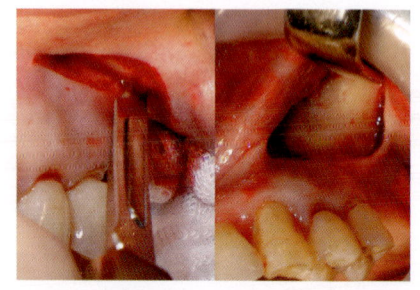

図19　同時にインプラント埋入を行わない開窓法の場合は，前庭部に3cm程度の切開を加え，上顎洞顔面壁を露出させる．

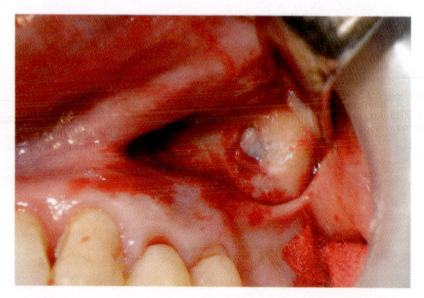

図20　スクレイパーで骨を削除すると洞粘膜が露出してくる．

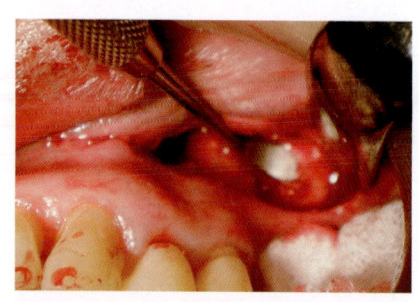

図21　ブーザーの小型の剥離子を使用すると最初の剥離がしやすい．骨と粘膜との間に正確に剥離子を挿入しないと洞粘膜が破れてしまう．一番に剥離する箇所は頬骨下稜方向か歯槽頂方向とすると操作しやすい．

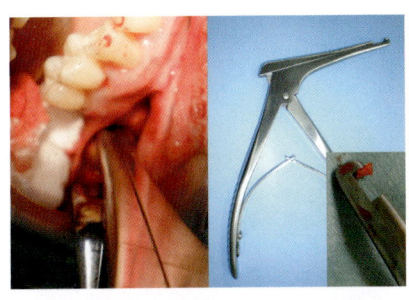

図22 続いて小型強弯の粘膜剥離子を用いて剥離の範囲を広げる．剥離子が入りにくいときは操作性が悪く，骨開窓が小さすぎるので，小型のスタンツェ（右）を使用して開窓を拡大する．粘膜を同時に鉗除しないように注意する．

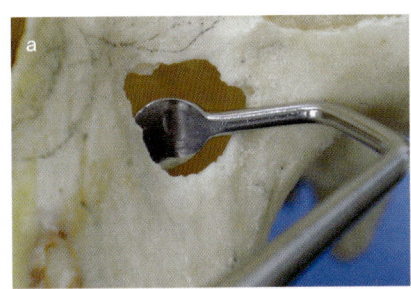

図23a, b 開窓部から鼻腔に向けての剥離は，強弯のサイナスエレベーターを使用する(a)．弱弯のサイナスエレベーターは，歯槽頂方向および後方への剥離に使用する(b)．

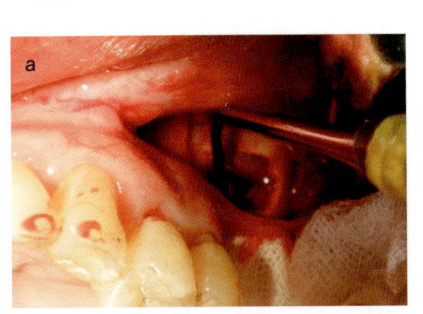

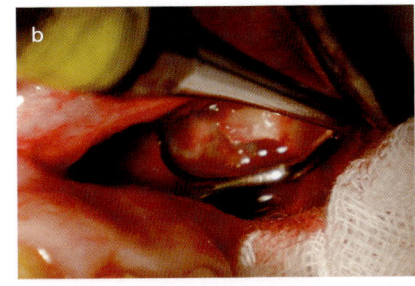

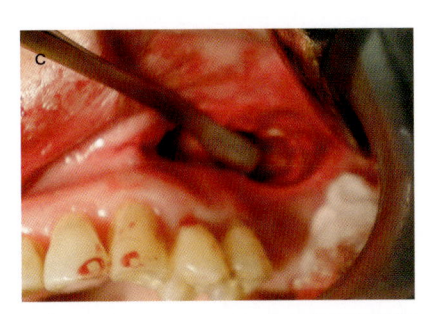

図24a-c 骨開窓の全周にわたって洞粘膜の剥離が済んだら，小型強弯の粘膜剥離子や弱弯のサイナスエレベーターなどを使用して，洞粘膜の剥離を，上顎洞後壁および歯槽突起と鼻腔側壁方向へ進める．

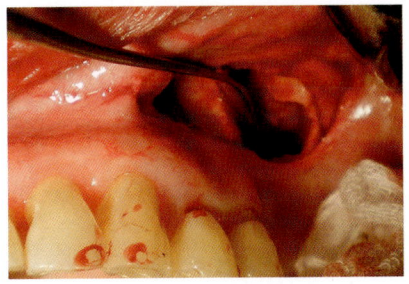

図25 剥離の完了．洞粘膜の穿孔がなければ，患者の呼吸運動に応じて洞粘膜の膨張と収縮が確認できる．

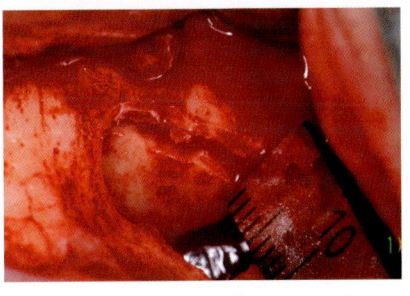

図26 骨バーやピエゾサージェリーで開洞した場合に，島状の骨を洞内にトラップドアとして折り込む方法．

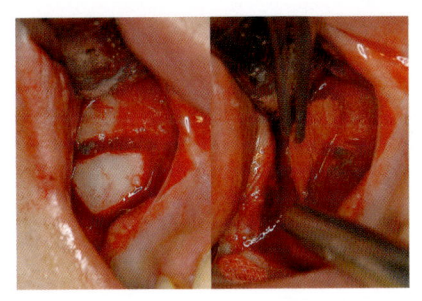

図27 骨バーやピエゾサージェリーで開洞した場合に，粘膜から骨を剥離除去して粉砕し移植材料として使用する方法．削除するときは無鈎切歯で端をつまみ上げながら洞粘膜を剥離子で剥がして行うと洞粘膜の損傷がない．不用意に引っ張ると粘膜ごと取れてしまう．

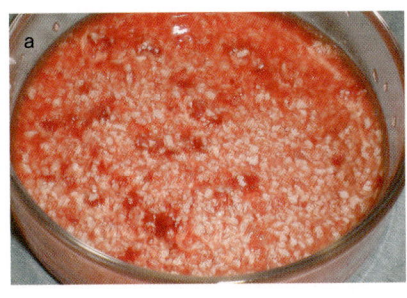

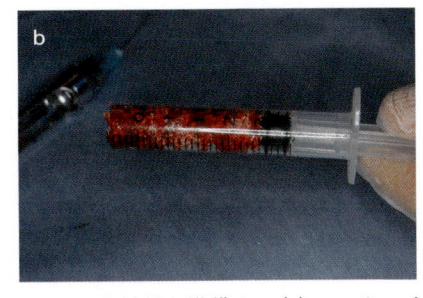

図28a, b 採取した自家骨に人工材料を添加して移植材を準備する(a)．シリンジ内に詰め，あらかじめ圧縮しておいてもよい(b)．

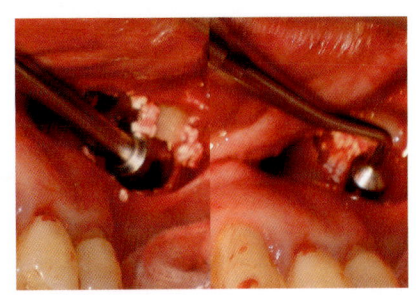

図28 空隙を残さないようにストレートまたはバイアングルタイプのコンプレッサーで圧縮しながら填入する．

症例⑦　右上顎洞底挙上術1

スクレイパーで開洞と自家骨採取を行い，開窓にはラウンドバーを併用した．

ここがポイント
- 開窓法の適応症は広く，洞底骨の高径が1mm程度の場合でも可能．
- 切開線の設定を付着歯肉におくと，術後に創の哆開を招きやすいので，前庭部に設定する．犬歯の近心部には梨状孔があり，不用意に切開すると鼻腔粘膜を損傷するので，犬歯の遠心部に切開線を設定する．
- 洞粘膜損傷を生じさせないためにスクレイパーの使用は有用．
- 専用の洞粘膜剥離用の器具を準備する．

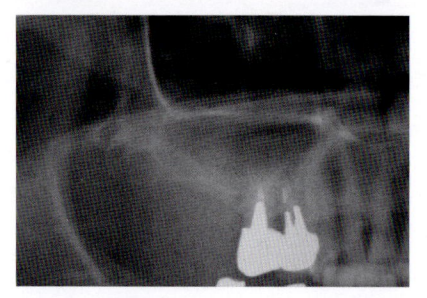

図⑦a　術前のエックス線写真．洞底骨高径は5mm未満である．洞内に異常所見はない．洞底線の外形と洞前壁との移行部の形態と位置（高さと歯根との関係）を参考に骨開窓の設定線を決定する．

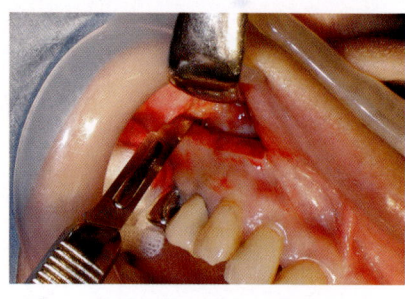

図⑦b　粘膜切開は歯肉頬移行部よりやや上方に求める．切開線の起始点は犬歯の近心付近で，第一大臼歯の近心付近までとする．#15のメスで粘膜表面，頬筋の順に切開し，メスの先端が骨面に触れるのを確認しながら骨膜を切開する．

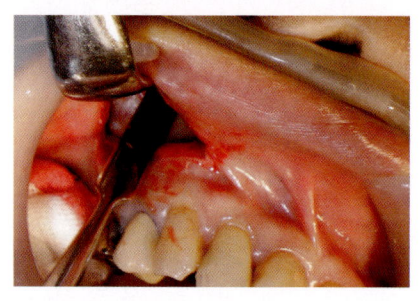

図⑦c　上顎洞顔面壁と頬骨下稜が露出する範囲まで骨膜を剥離挙上する．露出した骨面にスクレイパーを当て，カンナで削るように骨を少しずつ開削する．上顎洞粘膜が露出したら，その部分は避け，周辺部の骨をさらに削除する．

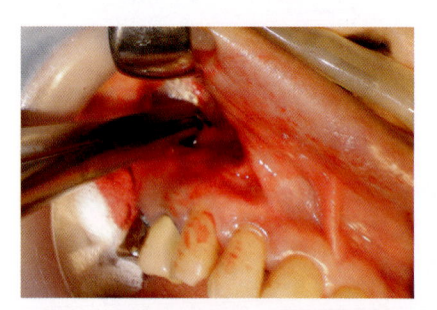

図⑦d　洞粘膜を歯槽突起方向と後方に剥離して，骨と洞粘膜との間にスペースができたら，スタンツェを用いて骨を鉗除し，骨開窓の大きさを拡大する．

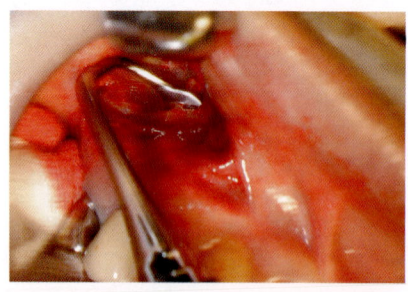

図⑦e　サイナスエレベーターが挿入可能な大きさまで骨が開窓されたら，強弯と弱弯のサイナスエレベーターで洞粘膜の剥離を開始する．

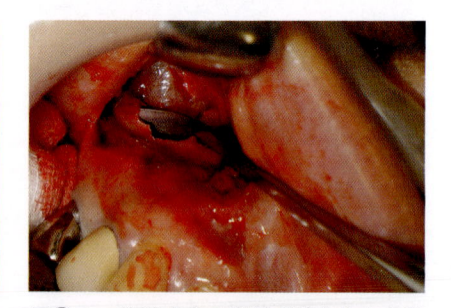

図⑦f　後壁方向や鼻腔側壁方向など深部への剥離には細型の曲がりの強い粘膜剥離子を使用する．先端を骨内面に当てながら押すように粘膜を剥離する．

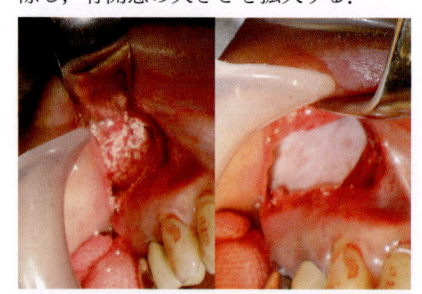

図⑦g　洞粘膜に損傷がないことを確認後，移植材を填入．後方から詰めはじめる．空隙が残らないよう密に充填．顔面壁の骨面と同じ高さまで充填したら吸収性メンブレンで移植材と開窓部を覆う．

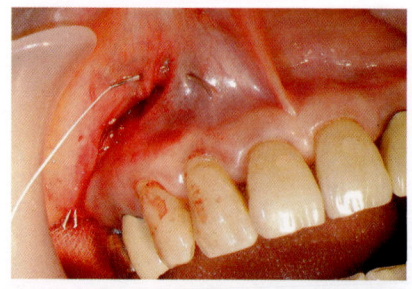

図⑦h　縫合は切開線の前端と後端から開始し，中央部はマットレス縫合を併用する．

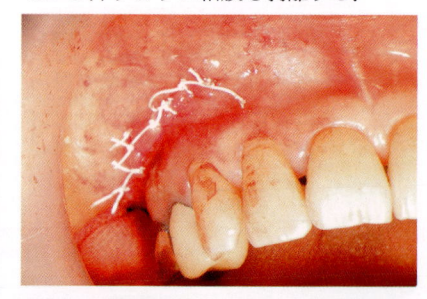

図⑦i　縫合糸はゴアテックス®スーチャーのようなモノフィラメントのものがプラークが付きにくく望ましい．

※図⑦a-iはDVD画像の症例⑦と似たようなケースの参考別症例です．

症例⑧　右上顎洞底挙上術2

ピエゾサージェリー®で開洞を行った．

ここがポイント
- 洞粘膜の穿孔は，ラウンドバーなどの回転式切削器具を用いて開洞を行っているときに，もっとも生じやすい．超音波振動で骨を切削するピエゾサージェリー®は，洞粘膜の穿孔や断裂の防止に役立つ．
- ラウンド型のダイヤモンドチップで骨開窓を行い，剥離子型のステンレスチップで洞粘膜を剥離する．

図⑧a　ピエゾサージェリー®の上顎洞底挙上術専用のチップ．ダイヤモンドのラウンド型チップは骨開窓に適している．洞粘膜剥離用のチップもあるが，手用の剥離子も必要である．

図⑧b　ラウンド型チップで骨を開削する際は，粘膜に当たっても粘膜は損傷しないが，強く押し込むと洞粘膜を穿孔し，誤刺入させる危険がある．

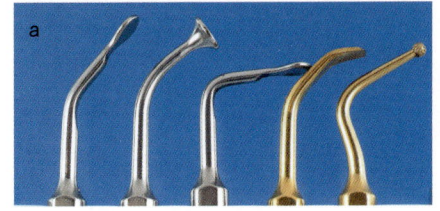

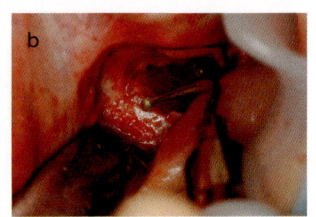

症例⑨　65｜欠損上顎洞底挙上術

スクレイパーによる自家骨採取とラウンドバーによる開洞を行い，インプラントを同時埋入した（内視鏡による近接画像）．

ここがポイント
- 同時にインプラントを埋入する場合は，歯槽頂切開に縦切開を連続させ，上顎洞顔面壁を露出させる必要がある．通常の上顎洞底挙上術よりも切開線が長くなるのが特徴．
- 開窓→洞粘膜剥離→インプラント窩形成→移植材の填入→インプラント埋入→追加の移植材の填入→閉創の順序で実施する．
- インプラント埋入後に移植材を填入するとインプラントの鼻腔側寄りに空隙が生じやすい．
- 洞内と歯槽部の撮影に内視鏡カメラを使用．

図⑨a　術前のCT写真．洞底骨高径は5mm未満である．

図⑨b　開窓後，移植材を填入．鼻腔方向への移植材が不足しやすいので，前方に向っても十分に填入する必要がある．

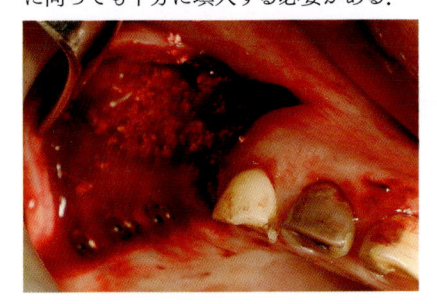

図⑨c　移植材の填入完了後，無注水下でインプラントを埋入．

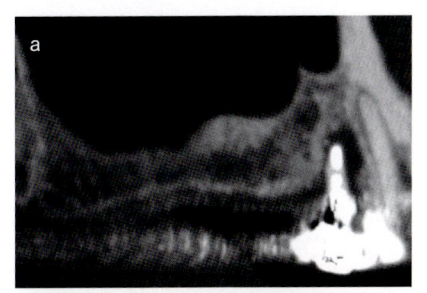

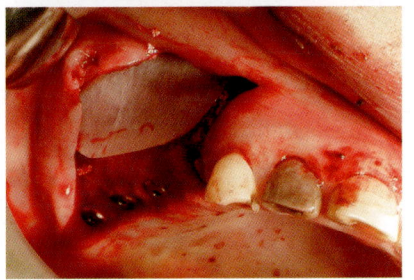

図⑨d　移植材の周囲と上顎洞の開窓部に吸収性メンブレンを設置．

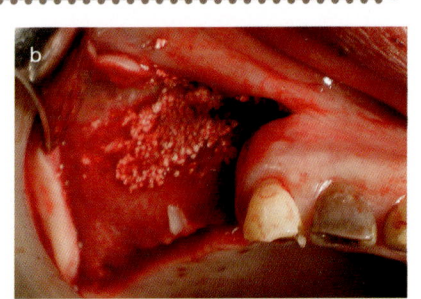

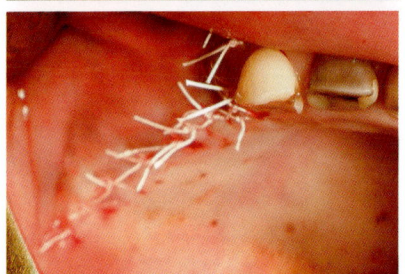

図⑨e　縫合はマットレス縫合を併用して，緊密に行う．

※図⑨a-eはDVD画像の症例⑨と似たようなケースの参考別症例です．

III エキスパートのための アドバンステクニック

トレンドから学ぶ！

　2～3歯以上の範囲にわたる大きな骨欠損の造成は，通常，歯槽骨の高さと幅を同時に回復する必要がある骨欠損形態を示すため，難易度が高い．高さを回復する骨造成を行う場合には，組織圧に負けない「ブロック骨移植法」や「ベニアグラフト法」が必須である．また，高さはあるが幅がない場合は，薄い歯槽突起を頬舌側の2枚の皮質骨に分離して骨幅を回復する「スプリットリッジテクニック」がある．さらに，抜歯後期間が経過し歯槽骨吸収が生じて骨造成が必要となる前に，抜歯と同時にインプラントを埋入する「抜歯窩即時埋入」や，「フラップレスサージェリー」を行うことで，患者の苦痛や手術回数も少なくし，確実に審美的インプラント補綴を可能にする．本章ではこれらの術式を紹介するが，初心者には難しいので注意を要する．

1 スプリットリッジテクニック

　歯槽堤の高径は十分だが骨幅が薄い症例で用いられるインプラント埋入と造次の骨造成を行うテクニックである．適応症は，歯槽頂の骨幅が3mm程度あり，断面が台形の歯槽突起の場合である．最近では，専用の器具セットも多種入手できるので，1mm程度の歯槽頂幅の症例でも薄いダイヤモンドディスクやダイヤモンドバーで骨切りを行うことで，スプリットが可能になってきている．

歯槽頂の頬舌幅が狭い症例
歯槽頂の骨幅3mm程度以上
台形断面形態を有する
（長方形断面ではリッジエクスパンション法）
○上顎前歯部 ⇆ 審美性
○下顎前歯部
○上顎臼歯部
△下顎臼歯部 ⇆ 下歯槽神経

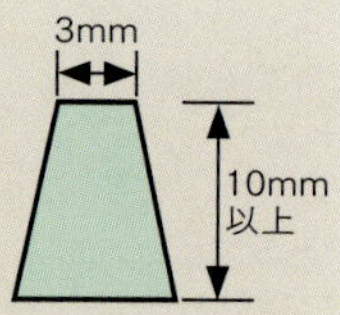

・切開線の設定：舌側・口蓋側に寄りすぎない
・歯槽頂皮質骨にフィッシャーバーで骨切り，皮質骨を貫通する2mmの深さ
・鋭利なノミで6mmまで切り込み
　（さらにノミで10mmまで切り込み）
・頬側皮質骨板を頬側に，骨幅6～7mmになるまで広げる
・根尖部の骨はインプラントの初期固定のため分割しない
・インプラント埋入
・骨の間隙は自家骨・代用骨を充填
・メンブレンを併用する
・減張切開ののち緊密に縫合

図1　スプリットリッジテクニックの適応症．

図2　スプリットリッジテクニックの術式．

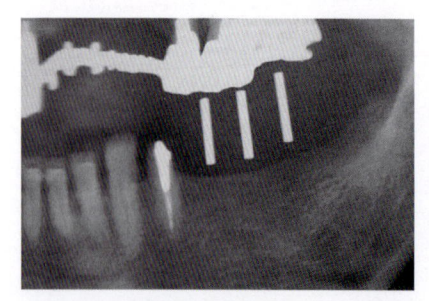

図3　この症例は，歯槽骨が薄く下顎管までの距離が十分にあり，スプリットリッジテクニックの適応症である．

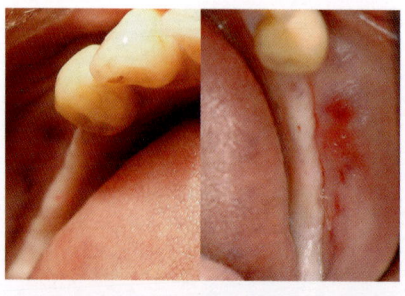

図4　歯槽骨の形態は歯槽頂の幅が3mm程度あり，基底部が広く，台形をしている．

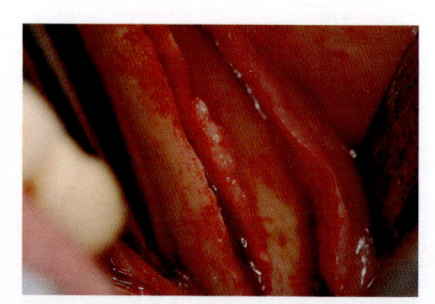

図5　1mmの太さのフィッシャーバーで歯槽頂に骨切りをする．頬側と舌側に1mmの厚みの薄い骨が残る．

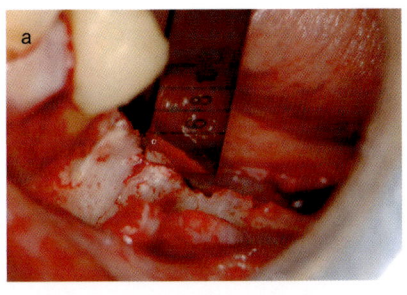

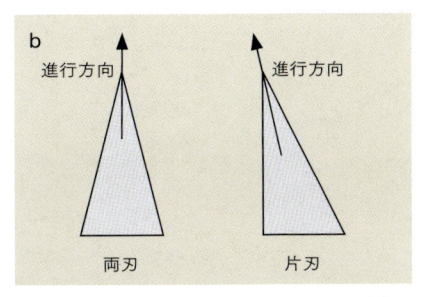

図6a,b　メモリの付いたチゼルを用いてスプリットする．深さは6mmまで(a)．両刃と片刃のチゼルを用意し使い分ける(b)．

図7　インプラント窩の形成．

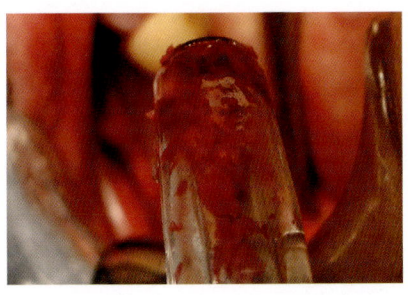

図8　スクレイパーによる周辺の骨からの自家骨採取．

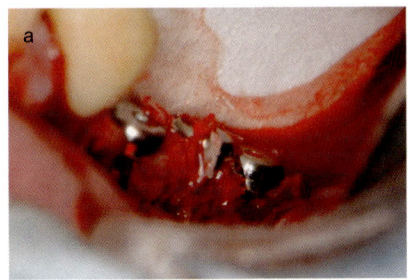

図9　インプラントの埋入．骨片間にできた空隙に必ず自家骨を移植し，吸収性メンブレンでGBRを行う．

| 症例⑩ | 上顎全部欠損埋入手術 | 上顎前歯の審美領域のインプラント埋入時に，歯槽頂の幅が3mm以下で，スプリットリッジテクニックを併用した． |

ここがポイント
- 歯槽頂の骨切りは，とくに歯槽頂が薄い場合（本症例では3mm以下），ダイヤモンドディスクを使用することで骨の損失が少なく，確実にスプリットリッジテクニックを行うことができる．
- ダイヤモンドディスク，チゼル，ウェッジを組み合わせて使用することにより，インプラント埋入までの一連の処置をシステマティックに行うことができる．

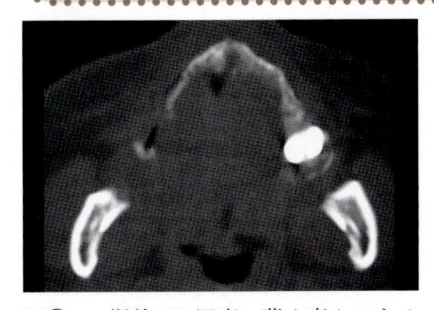

図⑩a　術前CT写真．薄く高さのある上顎前歯部歯槽骨でスプリットリッジテクニックの適用であるが，歯槽頂の骨幅は3mm以下であり，フィッシャーバーでのスプリットは難しい．

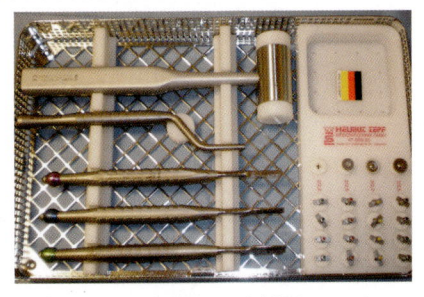

図⑩b　薄い歯槽骨の分割用に，ダイヤモンドディスクとチゼルの片刃と両刃，およびウェッジがセットになったキットを使用して，1mm程度しかない薄い歯槽堤を分割する．

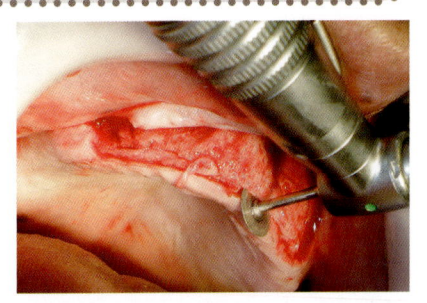

図⑩c　台形の粘膜骨膜弁を作成，剥離挙上の後，ダイヤモンドディスクで歯槽頂を唇舌側に分割する．ディスクはフレキシブルでしなるので，湾曲した歯槽頂形態でも分割できる．深さはディスクの半径程度とすると，表面の硬い皮質骨部分が骨切りできる．

Ⅲ　トレンドから学ぶ！　エキスパートのための　アドバンステクニック

17

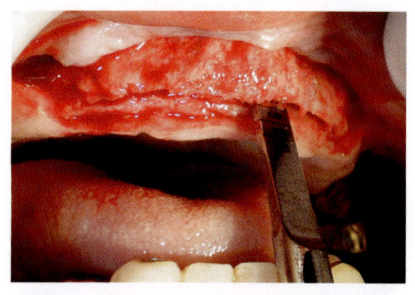

図⑩ d　片刃あるいは両刃のチゼルを使い分けながら，鼻腔底にインプラント所期固定のための骨を残せる深さまで分割していく．唇側の薄い骨が遊離しないように若木骨折をさせる．軟らかい骨の場合，骨切りの遠心部に垂直な骨切りを追加しなくても骨の弾力性で分割が可能．

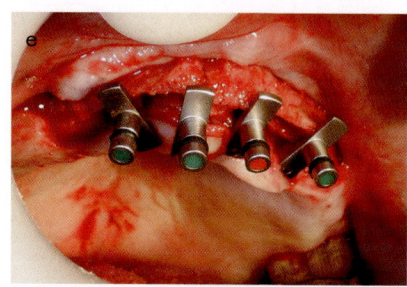

図⑩ e, f　分割面に3mm厚のウェッジを槌打挿入する(e)．骨間のスペースを確保した後，インプラント用ドリルでインプラント窩を形成し，インプラントを埋入する(f)．インプラントは埋入方向に注意する．辺縁骨に小さなクラックが生じることがあるが，この後，骨移植とGBRを行うのでとくに処置は必要ない．

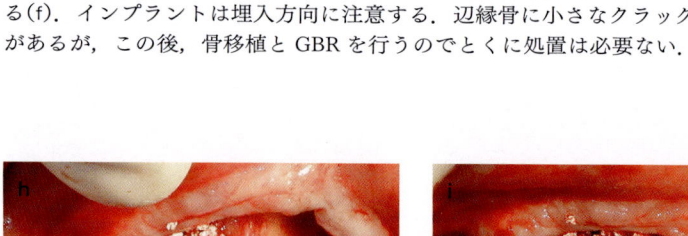

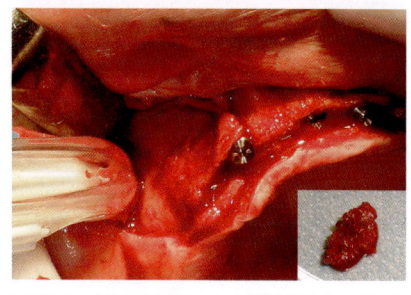

図⑩ g　縦切開部から粘膜骨膜弁を後方にトンネル状に剥離挙上し，上顎骨顔面壁からスクレイパーで自家骨を採取する．量が不足する場合は人工材料を填入混合して移植する．

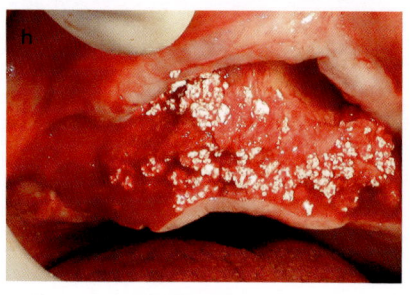

図⑩ h, i　骨片間に生じたスペースを移植材で十分に満たし(h)，さらに吸収性メンブレンで被覆する(i)．

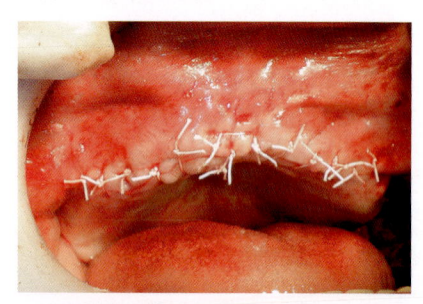

図⑩ j　唇側の骨膜減張切開後，縫合閉鎖する．

症例 ⑪　右下顎遊離端欠損埋入手術

スプリットリッジテクニックの歯槽頂の骨切りに，ピエゾサージェリー®を用いた．

ここがポイント
- ピエゾサージェリー®を用いることで，軟組織を損傷する危険性が少なく，また出血も少ないため，より安全に手術を行うことができる．

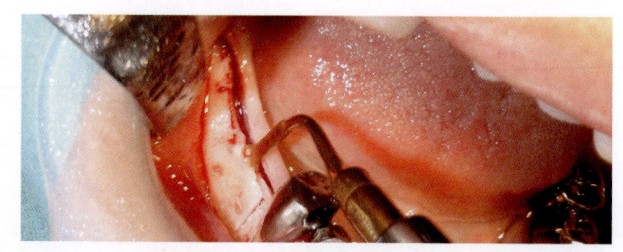

図⑪　フォーク型チップを用いて歯槽頂でスプリットのための骨切りを行う．皮質骨が硬い下顎では近遠心に縦の骨切りを追加する必要がある．

2 ベニアグラフト

　水平的な骨量不足の症例に，唇頬側面に骨を板状の骨片（ブロック骨）を移植し，インプラント埋入のための厚み，すなわち頬舌的幅径を確保する方法である．ブロック骨は吸収されにくく，予定した幅径が確保しやすい．移植骨単独では骨の形成量が移植した量よりも1～2割減少するので，その吸収分を考慮して，やや多めに移植を行う必要がある．

- 歯槽骨の幅と高さが同時に不足している部位では，粉砕骨や骨補填材を用いたGBRでの骨造成は不十分になりやすい．とくに高さの回復が必要な場合には，ベニアグラフトやブロック骨移植が必要になる．
- 粉砕骨に比べて，組織圧による瓦解や骨改造時の骨吸収が少ない．
- 粘膜の断裂による術後感染が生じやすい．

図10　ベニアグラフトの特徴．

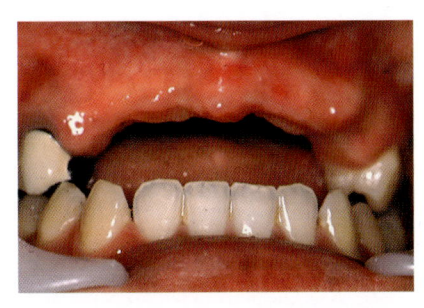

図11　vertical ridge augmentation（高さを必要とする骨造成）は，軟組織の萎縮もあり，骨造成が困難である．

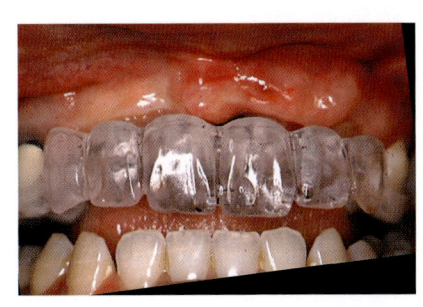

図12　あらかじめ作成したステントを目標に骨を造成する．

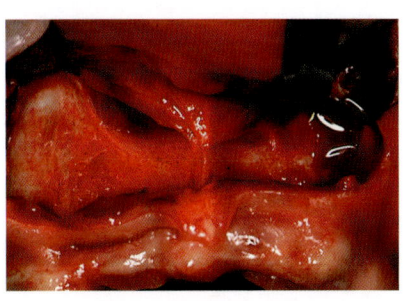

図13　粘膜切開は被覆粘膜の血流を考慮し，前庭部に行う．

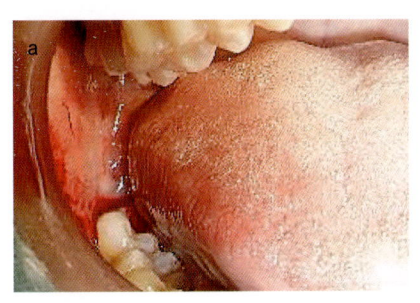

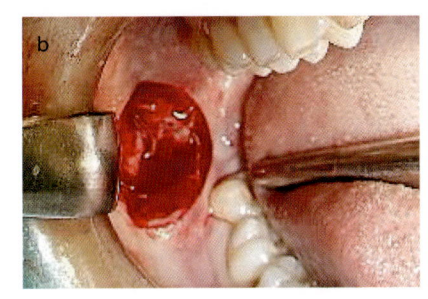

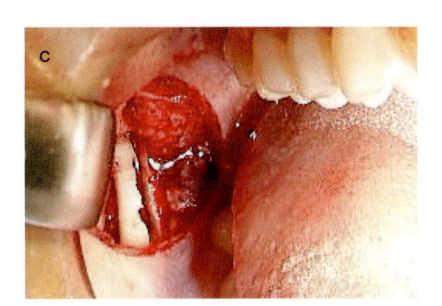

図14a-c　ベニアグラフト用の平板状の皮質骨片は，オトガイ部，下顎枝部，大臼歯部頬側などから採取可能である．下顎枝部，下顎角部では，下顎管は下顎角部でもっとも皮質骨直下に近いことを念頭において採骨する大きさを決定する．大臼歯部は外斜線部の骨を削除する術式で採骨が可能であるが，頬側皮質骨直下に下顎管がないことをCTであらかじめ確認しておく．

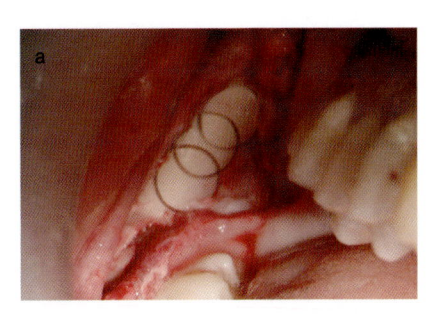

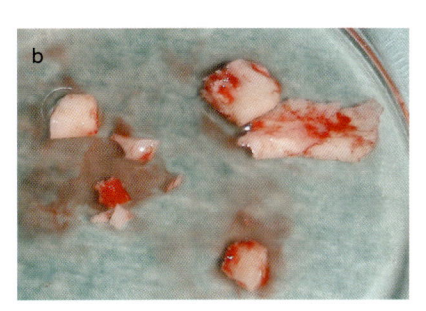

図15a, b　移植骨が不足する場合は，切開を延長して臼後部からトレフィンバーで採骨することもできる．

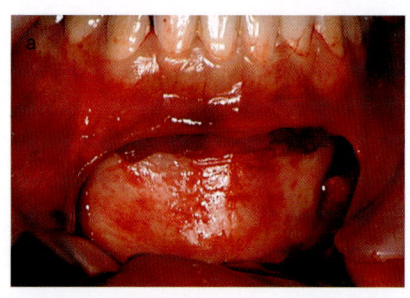

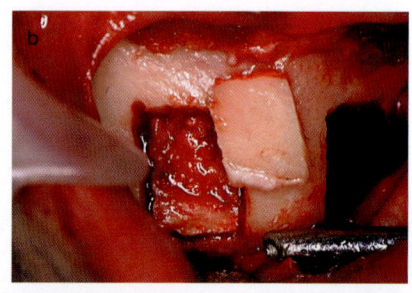

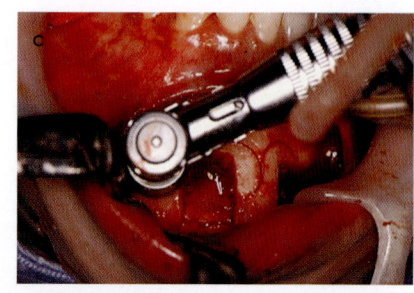

図16a-c　オトガイ部(a)からは中等度の大きさの平板状骨(b)とトレフィンバーで細片骨が採取できる(c).細いフィッシャーバーやマイクロソー,骨ノミを使用して採取できるが,オトガイ神経損傷と下歯神経叢損傷に注意が必要である.

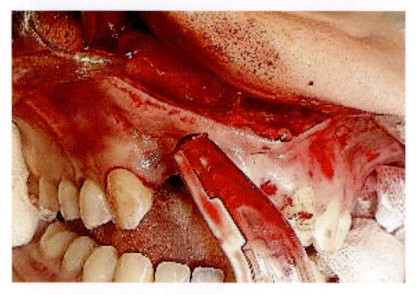

図17　移植部の切開からトンネル状に上顎骨を露出してスクレイパーで細片骨を採骨する.

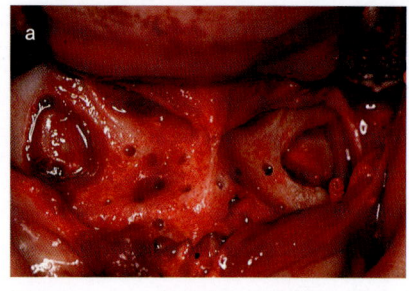

図18 a,b　移植床には骨髄からの出血を促す小孔を小型のラウンドバーで数mm間隔で多数あける.写真の症例では両側の開窓法も実施している.

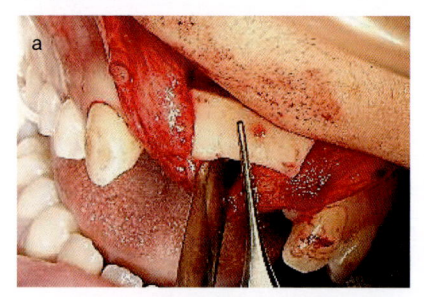

図19a,b　試適後最適な位置を確認し,移植骨には口腔外であらかじめネジ止め固定用の穴をあける.ネジ止め時の破折防止のためネジの直径より若干大きくあける.

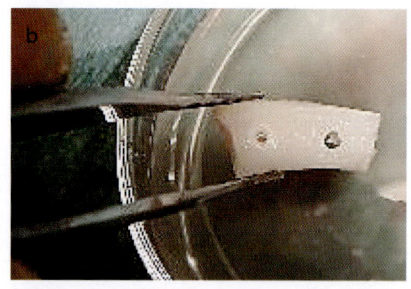

図20　移植骨は必ずミニスクリューで固定する.

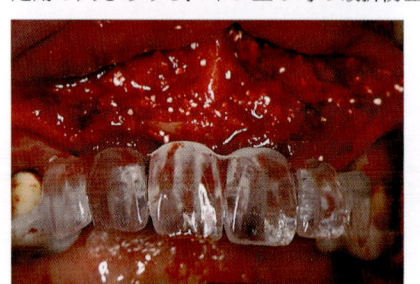

図21　細片骨に人工材料を混合し,ステントの位置まで歯槽堤を造成する.

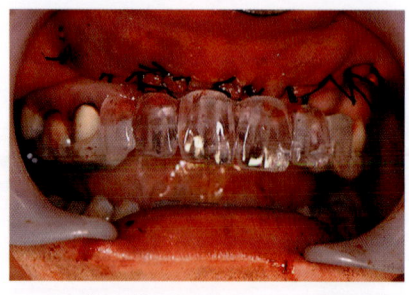

図22　縫合線は切開時よりも歯槽縁に近くなる.

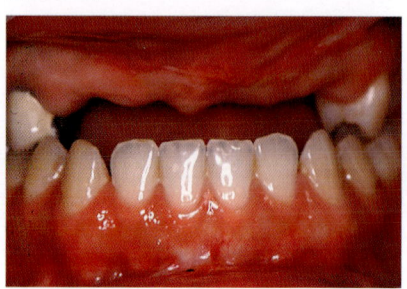

図23　6か月後,良好な顎堤が形成された.歯槽頂に切開を行っていないので,歯間乳頭の連続したスキャロップの形態が確保されている.

24 | 25

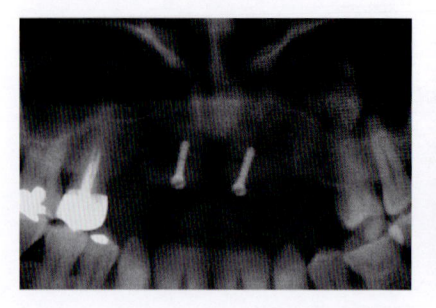

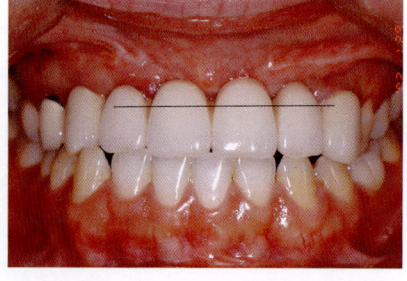

図24　移植後のエックス線写真.移植骨の癒合と高さの回復が明らかである.
図25　審美的修復が可能となった.

症例⑫　上顎前歯 1|1 骨欠損ブロック骨移植

右下顎歯部からブロック骨を採取し，上顎前歯部の骨欠損部にベニアグラフトを行った．

ここがポイント
- ピエゾサージェリー®を用いることで安全にブロック骨を採取できる．
- 血流を考えた粘膜骨膜弁の設定，移植骨の確実な固定，緊張のない創の閉鎖が感染を防ぐために重要．
- フィッシャーバーやマイクロソウを用いた臼後部や下顎歯部からのブロック骨採取は，軟組織損傷の危険をともなうため，初心者には取り組みにくい．

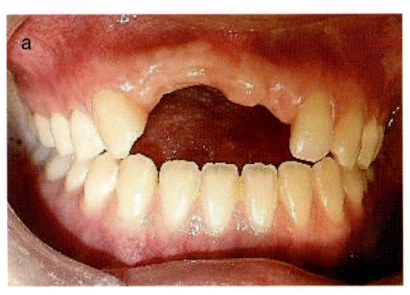

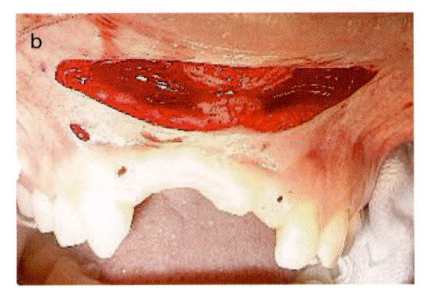

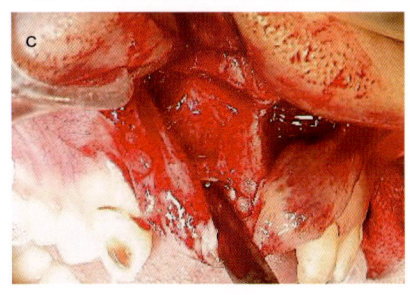

図⑫ a-c　5mm以上も歯槽堤の高さを造成する症例では，術後軟組織の緊張をきたし創が哆開して感染を誘発し，移植骨を失う悲惨な結果になりやすい．大きな骨欠損で上顎の審美領域では，歯槽頂切開を行わず前庭部切開で歯槽頂を露出すると縫合閉鎖が確実になる．切開線の高さは口腔前庭最深部で口唇への移行部付近とする．鼻粘膜に切り込むことのないように注意する．

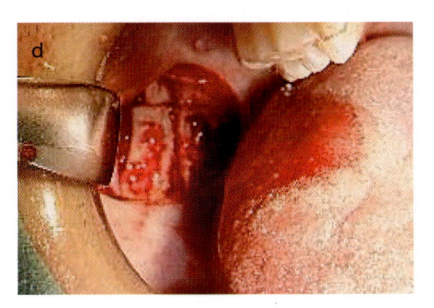

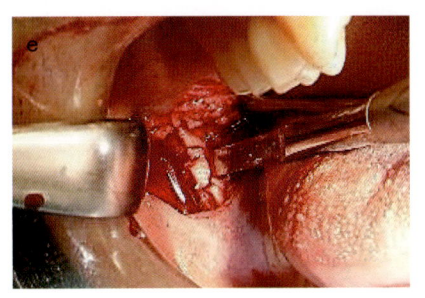

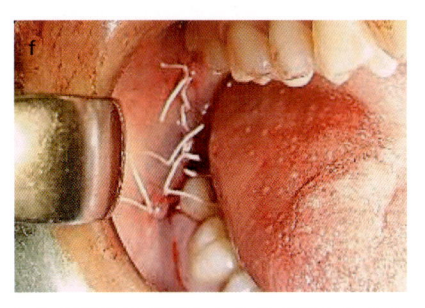

図⑫ d-f　本症例では，ピエゾサージェリー®で外斜線内側に矢状方向の骨切りを，またその前後に必要な大きさが得られるように頬側皮質骨表面に直角な骨切りを行った．下方では通常の回転切削器具では下顎管損傷が避けがたいのでオステオトームで分割するが，ピエゾサージェリー®では安全に皮質骨のみの骨切りが可能である．ただし，深部まで到達できるチップはない．採取骨の四隅の皮質骨を切削したのち(d)，海綿骨部を軽くオステオトームで離断し(e)，平板状骨を採取した．骨髄面に骨ロウをあてがい，止血後，縫合閉鎖(f)．

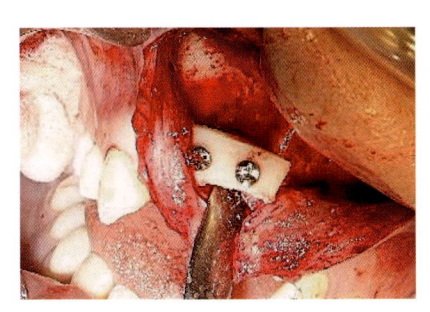

図⑫ g　大きな移植骨片を2本のスクリューで確実に固定．短時間で手術を終えることが感染防止の意味で重要である．

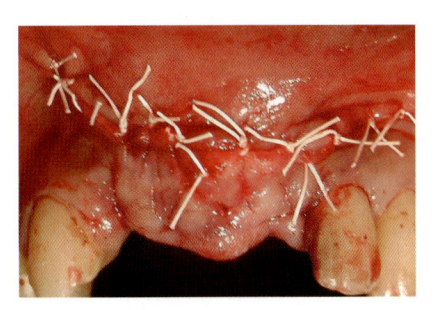

図⑫ h　口唇粘膜の裏面に減張切開を加えてから縫合閉鎖．自家骨は1割程度は吸収するので，オーバーコレクションを行った．

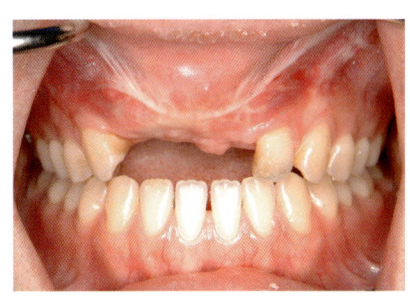

図⑫ i　術後約6か月．移植骨が生着し，成熟したらインプラント埋入が可能になる．

※図⑫ a-i は DVD 画像の症例⑫と似たようなケースの参考別症例です．

3 即時埋入・即時荷重

　抜歯窩即時埋入の利点は，手術回数の減少と患者の苦痛の軽減である．上顎前歯部のインプラント補綴を行う際は，抜歯後歯槽骨が吸収してしまってからGBRなどを行って審美的修復を図るよりも，はるかに確実に審美的な修復ができる．同時にプロビジョナルレストレーションを装着してイミーディエイトローディングが可能かどうかは，埋入時のトルクが35Ncm以上で，オステルによる動揺度が60以上あるか，あるいはペリオテスターによる動揺度が0かマイナス値であることで判定する．

- すぐれた審美性
  （骨吸収の防止・歯肉退縮の防止）
- Low Invasive Surgery
- 旺盛な骨の治癒力
- 手術回数の減少
- 術後疼痛の緩和

図26　抜歯窩即時埋入・即時荷重の利点．

- 初期埋入トルク
  連結可：＞25〜35Ncm＜45Ncm
  単独　：＞30，35Ncm＜45Ncm
- 咬合条件・補綴物の調整

図27　即時荷重成功の条件．

- 複数インプラントは埋入直後に互いに連結
- 咬合は中心咬合位のみ，偏心運動はディスクルージョン
- 無歯顎では前歯のみ摂食
- 単独歯は中心咬合位も接触させない
- 咬合面はレジン製
- 2か月以内は着脱をしない

図28　咬合条件・補綴物の調整．

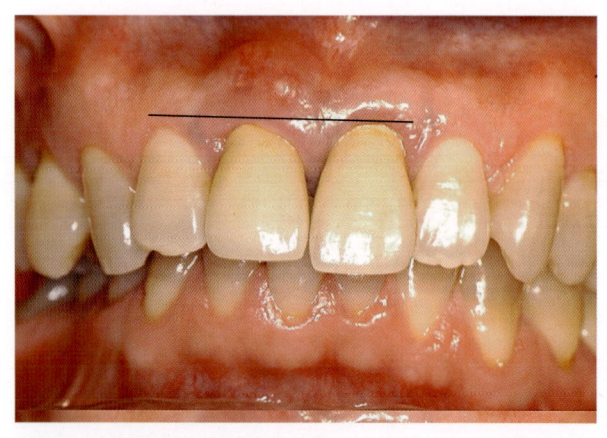

図29　上顎両側の中切歯を抜歯して即時にインプラントを埋入する症例．角化歯肉は残存している．慢性の瘻孔が見られるが，急性の炎症でなければ，不良肉芽を完全に除去することで即時埋入の適用となる．辺縁歯肉が感染し，浮腫状に腫脹しているときは，抜歯後，軟組織の治癒を2か月程度待ってから埋入したほうが審美的な歯肉形態を獲得できる．

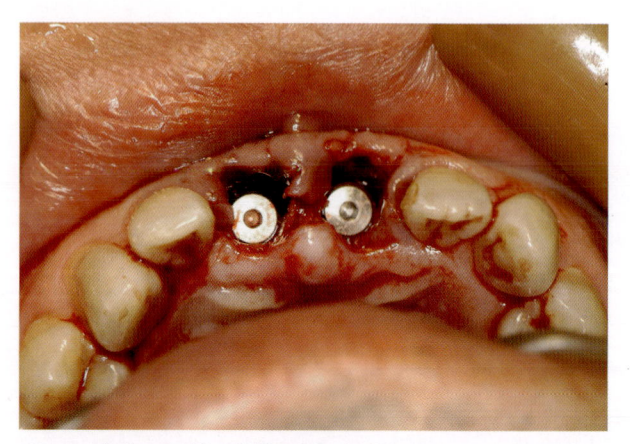

図30　歯肉と唇側の歯槽骨壁を損傷しないように注意深く抜歯を行い，抜歯窩の口蓋側寄りにインプラントを埋入する．唇側に埋入すると，唇側骨壁の吸収と歯肉の退縮を招く．インプラント体と唇側の歯槽窩の骨壁との空隙が，チタンインプラントでは1.5mm以上，HAインプラントでは2mm以上ある場合，人工材料や自家骨を移植して空隙を補填する必要がある．移植材を粘膜骨膜弁で完全に被覆する必要はなく，コラーゲン膜などの吸収性材料で暫間的に被覆するのみで，骨による空隙の補填が期待できる．

図31 術後．インプラント間の歯間乳頭が天然歯間ほど高くは造成しないので，上部構造をロングコンタクトで作成することにより，審美的形態を確保できる．

| 症例⑬ | 上顎前歯2|抜歯即時埋入・即時荷重 | インプラント周囲に健康な角化歯肉が存在し，抜去歯の上方に健全な骨が3～4mm存在したため，抜歯即時埋入を行った． |

ここがポイント

- 審美的な歯肉形態の温存と治療期間の短縮，手術回数の減少による患者の苦痛の軽減が抜歯即時埋入の利点．
- 上顎前歯の抜歯は小型のエレベーターを口蓋側から挿入し，歯槽骨と歯肉歯間乳頭の破壊をしないように注意して行う．
- 上顎前歯部への実施が多いが，この部分は骨の頬舌的な幅が薄く，インプラント埋入方向も自由度が少ないので，初心者にはやや難しい．
- 埋入の位置は，抜歯窩の口蓋側壁寄りに行う．抜去した歯と同じ位置に埋入すると，唇側歯槽骨に開窓状骨欠損を生じる．

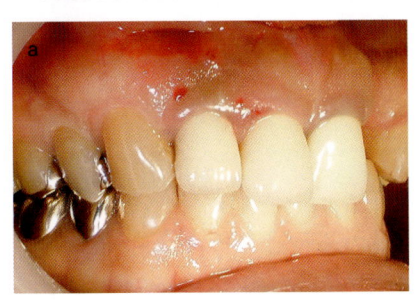

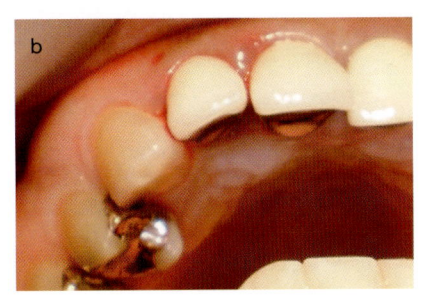

図⑬ a,b 術前の口腔内．急性の炎症がないこと，インプラント周囲に健康な角化歯肉が存在すること，抜去する歯の根尖より上方にインプラント初期固定のための健全な骨が，少なくとも3～4mmの高さで存在することが必須条件である．

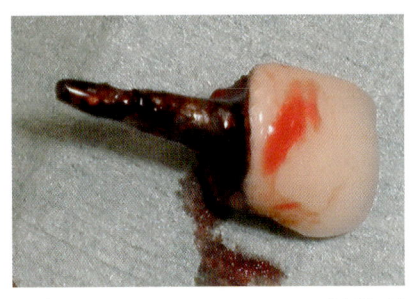

図⑬ c 切開などはしないが，歯周靭帯は靭帯剝離子などで十分に切離しておき，唇側の粘膜，および唇側の薄い歯槽骨を損傷しないことが重要．口蓋側から，小型のエレベータを挿入して脱臼を行い，抜歯鉗子を用いて抜歯を行う．

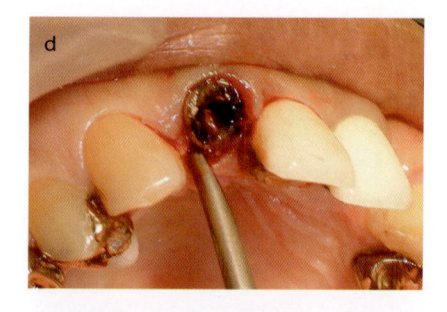

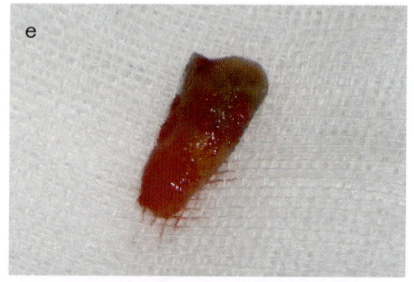

図⑬ d, e 本症例のように，多くの場合，歯根破折を起こしていて，歯根のみが残ってしまうことがある．この場合，口蓋側の歯根膜腔に小型のエレベーターを入れて脱臼を行い(d)，歯肉の損傷を避けながら抜歯を行う(e)．

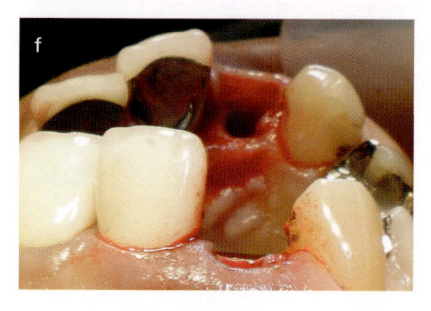

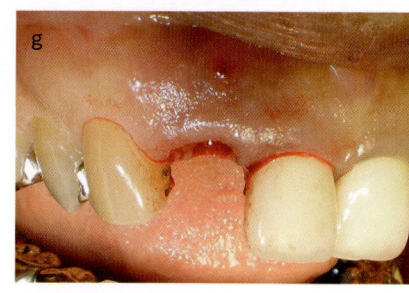

図⑬ f, g 抜歯窩内に残った残痕や不良肉芽組織は完全に除去する．抜歯窩内に突出して見える感染性の肉芽組織は，バーやメスなどで，きれいに除去する．

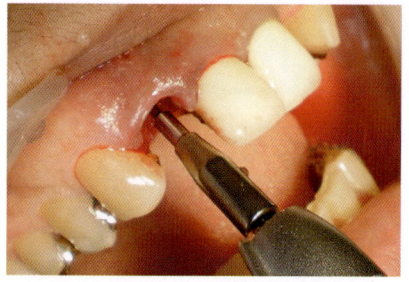

図⑬ h インプラント体の埋入位置は，抜去した歯根の歯槽窩の口蓋側寄りとし，歯槽窩の口蓋骨の途中に，あらためてインプラント窩を形成するつもりでドリリングを行う．

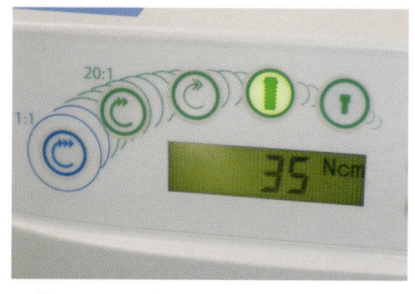

図⑬ i インプラント体はテーパー型のものが好ましく，即時荷重に必要な埋入時トルクは，最低35Ncmを確保する．

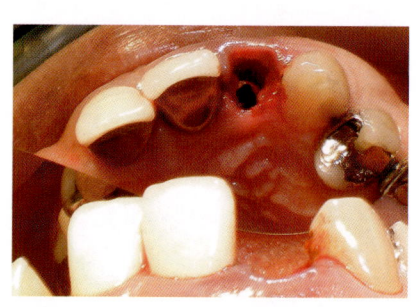

図⑬ j 埋入の深さは，インプラント体のプラットフォームが歯肉縁から4mmで，インプラント体の唇側に2mm程度の骨が残存する必要がある．

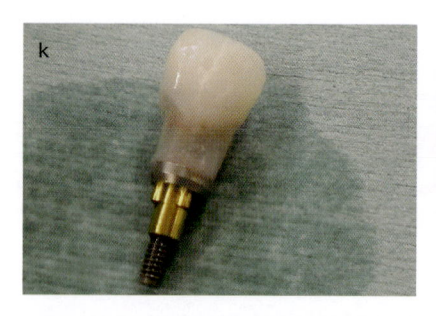

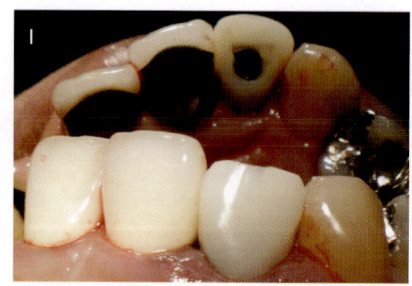

図⑬ k プロビジョナルレストレーションを装着する．

図⑬ l プロビジョナルレストレーションを装着後，歯肉の縫合は不要．対合歯との咬合はさせない．

4 フラップレスサージェリー

　フラップレスサージェリーの適応症は，歯槽骨と軟組織の量と質が十分にある症例である．骨欠損や不良骨質の部位には適応できない．術前にCT撮影を行い，歯槽骨の形態と骨質を把握しておく必要がある．フラップレスサージェリーの利点は，治癒期間の短縮や患者の苦痛の軽減であるが，粘膜骨膜弁を切開剥離しないことによって，術後インプラント周囲の軟組織が歯冠方向にクリーピングすることも期待できる．

- 歯槽骨と軟組織の量と質が十分な場合
    - →術前骨形態の三次元的把握が不可欠
    - →角化歯肉の幅（≧6mm）
- 解剖学的観点から，安全に直接ドリリングを行う際に歯肉を剥離する必要がない場合

図32　フラップレスサージェリーの適応症．

- 治癒期間の短縮，出血や術後疼痛の軽減，審美的インプラント補綴の獲得
- 術後2か月で軟組織のクリーピングが起こる
- 即時荷重・遅延荷重いずれでも審美的軟組織

図33　フラップレスサージェリーの利点．

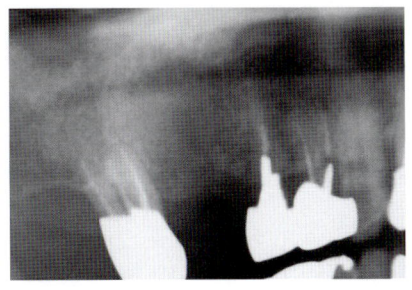

図34　右上顎大臼歯部一歯欠損埋入症例の術前パノラマエックス線写真．CT写真とあわせて歯槽骨の形態や骨質を把握する．

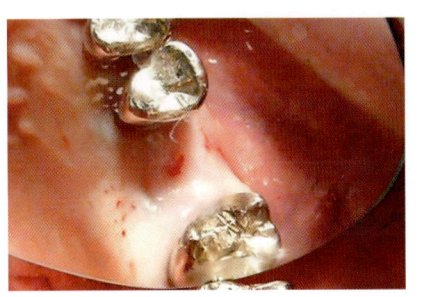

図35　術前の埋入部位の所見．

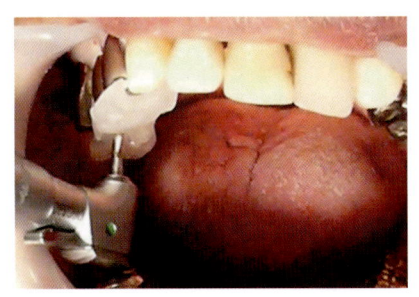

図36　ステントを使用して埋入位置を決定し，インプラント窩を形成する．

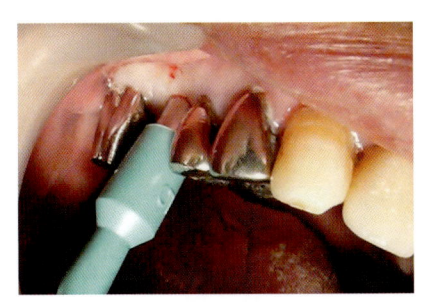

図37　歯肉はパンチにより，インプラントの直径に応じて円形に除去するが，インプラント窩内に押し込まないように注意する．

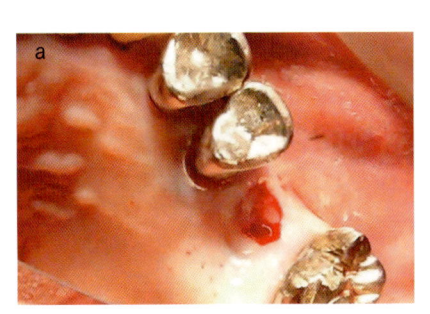

図38a，b　形成されたインプラント窩にインプラントを埋入する．

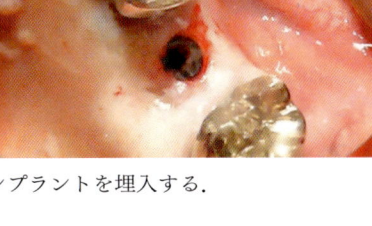

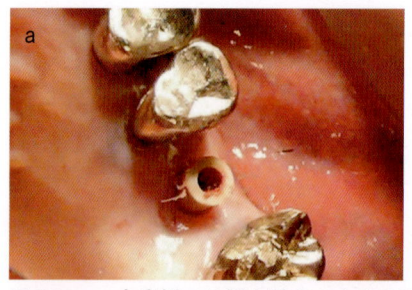

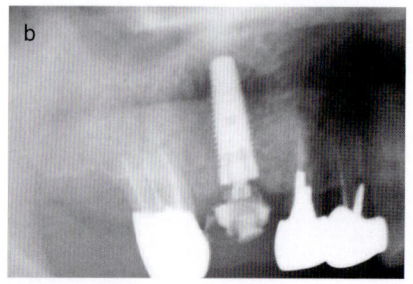

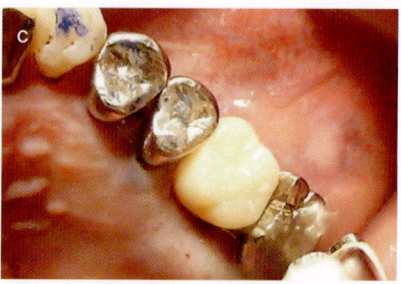

図39a-c　本症例では埋入時トルクが35Ncm得られたので，プロビジョナルレストレーションを装着して即時荷重を行った．

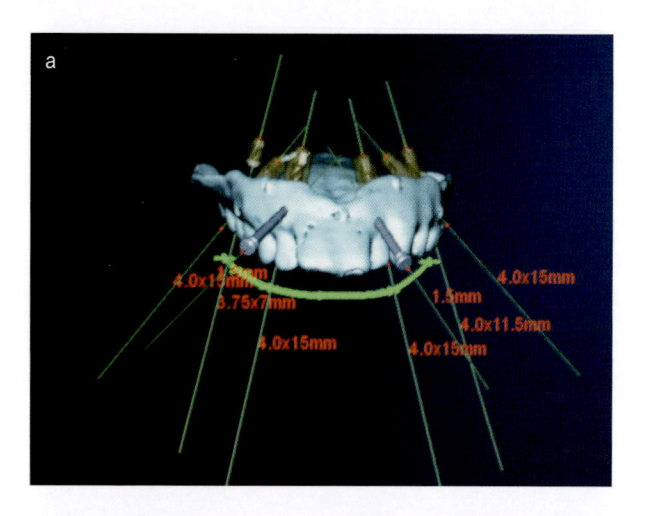

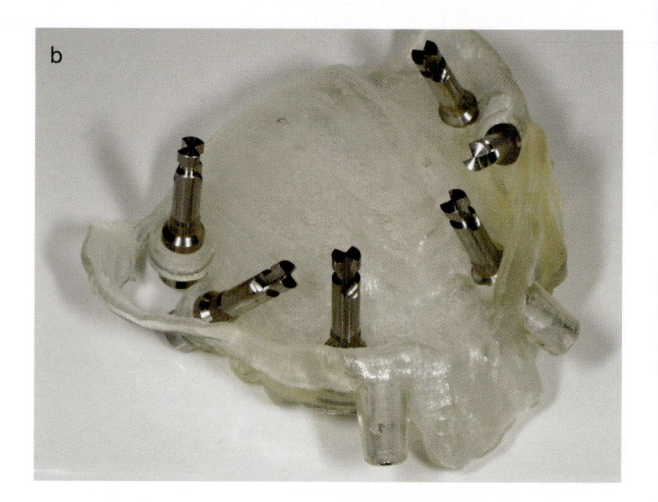

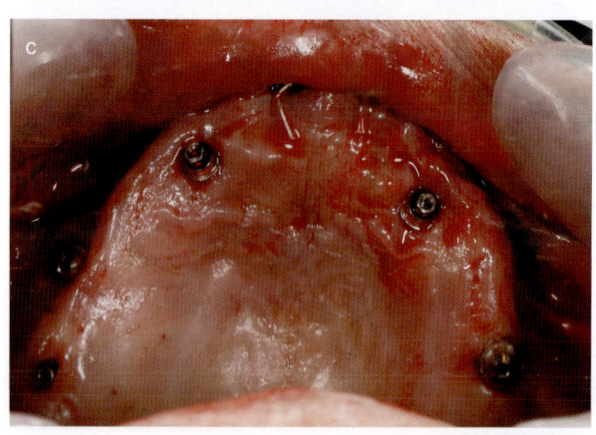

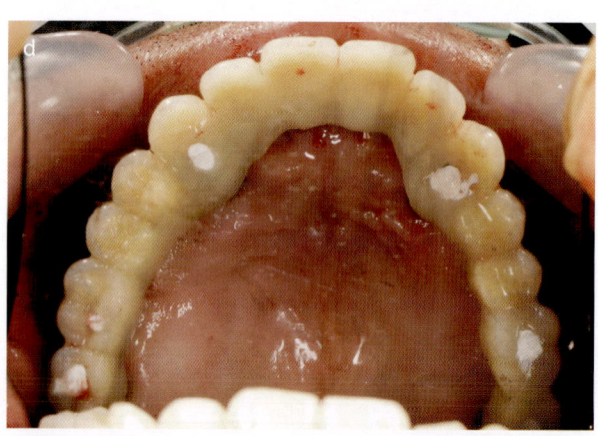

図40a-d　コンピュータ上であらかじめ上部構造を作成しておいて，即時荷重を行うガイデッドサージェリーもフラップレスで行える．

| 症例⑭ | 上顎全部欠損フラップレス埋入手術 | インプラントを8本埋入し，臼歯部にはソケットリフトも併用して即時荷重を行った． |

> **ここがポイント**
> - フラップレスによる埋入では，歯肉上皮や歯肉結合織をインプラント窩内に迷入させないことが重要．
> - コンピュータシミュレーションで予定した位置に，ステントを使用して正確にインプラントを埋入する．
> - 埋入時トルクが35Ncm以上得られなければ，即時荷重は不可能．

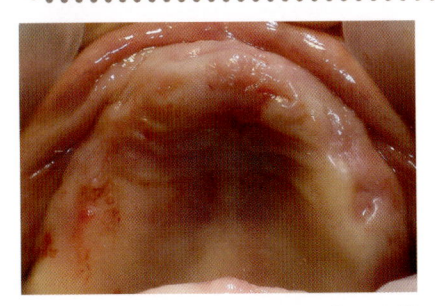

図⑭a フラップレス埋入が可能な症例は，骨欠損がなく，顎堤の骨が幅・高さとも十分にある症例である．術前のCT診断は必須である．

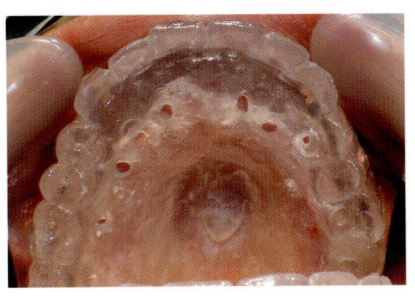

図⑭b インプラントの埋入位置は必ず術前の計画で作成したステントを使用して行う．位置と方向に注意する．

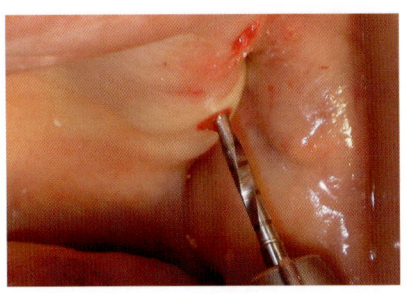

図⑭c ステントを使用してスタートドリルで位置と方向を決定したら，つぎのステップのドリルを使用する．

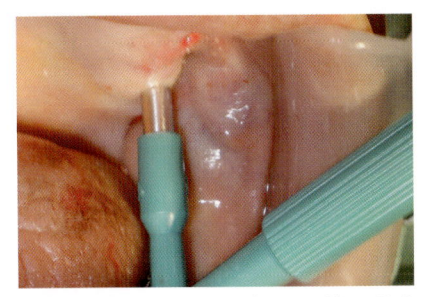

図⑭d 穿孔したインプラント窩にガイドピンを立て，その周囲の粘膜を円筒状にティッシュパンチでくり抜く．骨面との間に歯肉結合織を残さないよう，さらにメスなどで十分除去する．この段階で歯肉の厚みを計測しておくとインプラント埋入時の深さの参考になる．インプラント体のプラットフォームのレベルが肉眼で確認できないのが，フラップレスの欠点でもある．

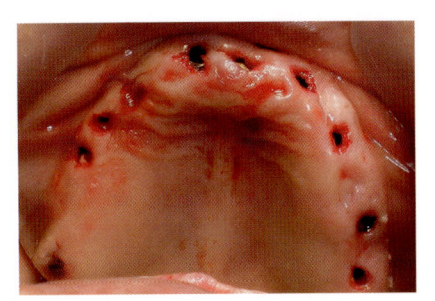

図⑭e 埋入が完了した状態で出血は少ない．術後腫脹も少ない．術後疼痛は通常埋入と大差ないので，あらかじめ鎮痛剤は投与しておく．

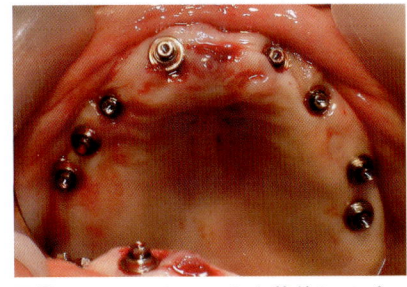

図⑭f アバットメントを装着してプロビジョナルレストレーションを装着する．即時荷重が可能かどうかは，埋入時のトルクが35Ncm以上で，かつペリオテスターが0かマイナス値，オステルによる動揺度が60以上必要である．これらの条件を満たさないインプラント体はスリープとする．

※図⑭a-fはDVD画像の症例⑭と似たようなケースの参考別症例です．

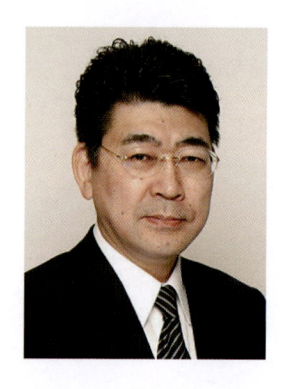

<著者略歴>

嶋田　淳（しまだ　じゅん）

1980 年　城西歯科大学（現：明海大学）歯学部卒業
1984 年　城西歯科大学大学院口腔外科学専攻博士課程修了
1991 年　明海大学歯学部口腔外科学第1講座・助教授
1993 年　米国アラバマ州立大学バーミンハム校（口腔顎顔面外科学）留学（～ 1994 年）
2004 年　明海大学歯学部口腔外科学第1講座・教授
2005 年　明海大学歯学部病態診断治療学講座口腔顎顔面外科学分野1・教授

<主な所属学会>
社団法人日本口腔外科学会（評議員・専門医・指導医），有限責任中間法人日本歯科麻酔学会（認定医），特定非営利活動法人日本顎咬合学会（評議員・指導医），社団法人日本口腔インプラント学会（評議員・専門医・指導医），一般社団法人日本顎顔面インプラント学会（理事・指導医），日本外傷歯学会（理事・指導医）

<主な著書>
『歯科インプラント治療ガイドブック　卒直後研修医・若い歯科医師のために』
　　クインテッセンス出版　2008 年（分担著）
『別冊 the Quintessence　口腔外科 YEAR BOOK　一般臨床家、口腔外科医のための口腔外科ハンドマニュアル '08』
　　クインテッセンス出版　2008 年（分担著）
『ピンポイントで読む　チームのための有病者歯科医療』クインテッセンス出版　2008 年（分担著）
『インプラント手術をマスターするための関連器材マニュアル　診断用器材からピエゾサージェリーまで』
　　クインテッセンス出版　2009 年（共編）

DVDジャーナル
インプラントのための骨採取・骨移植・骨造成テクニック
－ワンランクアップに役立つ 基本からアドバンスまで－

2010年2月10日　第1版第1刷発行

著　者　　嶋田　淳

発 行 人　　佐々木　一高

発 行 所　　クインテッセンス出版株式会社
　　　　　　東京都文京区本郷3丁目2番6号　〒113-0033
　　　　　　クイントハウスビル　電話（03）5842-2270（代表）
　　　　　　　　　　　　　　　　　（03）5842-2272（営業部）
　　　　　　　　　　　　　　　　　（03）5842-2279（書籍編集部）
　　　　　web page address　http://www.quint-j.co.jp/

印刷・製本　　大日本印刷株式会社

ⓒ2010　クインテッセンス出版株式会社　　禁無断転載・複写
Printed in Japan　　落丁本・乱丁本はお取り替えします
　　　　　　　　　　ISBN978-4-7812-0118-4　C3047

定価はケースに表示してあります